U0395825

脑 锁 修订版

如何摆脱强迫症

BRAIN LOCK: Free Yourself from Obsessive-Compulsive Behavior

［美］杰弗里·M. 施瓦茨　　贝弗利·贝耶特 ／ 著
（Jeffrey M. Schwartz）　　（Beverly Beyette）

茗　茗 ／ 译

中国轻工业出版社

图书在版编目(CIP)数据

脑锁:如何摆脱强迫症:修订版／(美)杰弗里·M. 施瓦茨(Jeffrey M. Schwartz),(美)贝弗利·贝耶特(Beverly Beyette)著;茗茗译. —北京:中国轻工业出版社,2019.12(2025.3重印)

ISBN 978-7-5184-2658-4

Ⅰ. ①脑⋯ Ⅱ. ①杰⋯ ②贝⋯ ③茗⋯ Ⅲ. ①强迫症-精神疗法 Ⅳ. ①R749.990.5

中国版本图书馆CIP数据核字(2019)第194985号

责任编辑:戴 婕   责任终审:杜文勇
策划编辑:戴 婕   责任校对:刘志颖   责任监印:吴维斌

出版发行:中国轻工业出版社(北京鲁谷东街5号,邮编:100040)
印   刷:三河市鑫金马印装有限公司
经   销:各地新华书店
版   次:2025年3月第1版第5次印刷
开   本:710×1000 1/16 印张:16.25
字   数:171千字
书   号:ISBN 978-7-5184-2658-4   定价:58.00元
读者热线:010-65181109
发行电话:010-85119832   010-85119912
网   址:http://www.chlip.com.cn http://www.wqedu.com
电子信箱:1012305542@qq.com
版权所有   侵权必究
如发现图书残缺请拨打读者热线联系调换
250312Y2C105ZYW

译者序

据美国的一项统计显示，每 40 个人中就有一个强迫症患者。美国有超过 500 万强迫症患者，照此估计，在中国的患者数目可能会达几千万之多！实际上，我国的强迫症发病率近年来仍呈上升趋势，目前已占临床心理门诊病例的 8.4% ～ 16.2%。这种精神障碍远比我们所了解的要普遍得多，只是出于羞耻心或绝望感，大多数患者往往选择了私下向隅，独自咀嚼着无尽的苦涩。

那是一般人完全不能想象的"炼狱"与"绝境"，生活中的乐趣彻底被剥夺，跋涉者披风沥雨，却总也走不出焦虑、恐惧、挫败与无助。

本书就是为了这样一群特殊的人而写的。对于强迫症患者来说，在遮天蔽日的症状丛林中，这将是一道可以冲破暗夜的曙光。书中专门介绍的四步骤自我治疗法，结合了认知行为疗法与正念训练，并配以深入浅出、生动翔实的案例。本书是寓科学性与趣味性为一体、极富指导意义与实用价值的自助手册。

作者杰弗里·施瓦茨（Jeffrey M. Schwartz）是美国加州大学洛杉矶分校医学院知名的精神病学教授，曾在近百种神经系统学与精神病学的专业刊物上发表过学术论文，是多部心理学畅销书的作者。在过去 30 多年里，其工作领域主要为脑成像／功能神经解剖学以及认知行为疗法，特别着重于病理机制、强迫症心理治疗及神经可塑性的研究。施瓦茨曾获得美国罗切斯特大学哲学专业的荣誉学位，并潜心钻研过佛教哲学，特别是心念（又称有意识的觉知）。诸此种种的造化和锤炼，使他成为了一名富有独创精神、影响深远的思想者。

在我国心理咨询与治疗中，普遍存在着对行为疗法重视和运用不足的情况，本书中的方法，则丰富了认知行为疗法的技巧。而深具东方色彩的森田疗法与本书中所倡导的分步骤自我疗法，亦有着相似之处：一个强调"顺其自然、为所当为"，一个则是建议"在重新确认、归因之后，换挡到具有建设性意义的行为上去"。相比之下，本书的四步骤自我治疗明显更具实操性：层层递进，有章可循，更包括了比如当感到有强烈冲动要去做强迫行为时应挺住至少 15 分钟的具体标准（暴露与反应阻止）。

近年来，正念疗法日益在国内外的心理咨询与治疗中引起重视，并已证实对多种心理障碍都有显著的治疗效果。这本《脑锁》堪称是用正念训练来治疗强迫症的先行者。经由四步骤的具体操作而达到的暴露与反应阻止，是充分临在、无分别鉴察与自我接纳的体现。在重新确认的步骤中，告诉自己"这是我的强迫症"，这与马哈希尊者的内观标记法也有着异曲同工之妙。标记之后，才不太容易卷入，而强迫症最怕的就是卷入症状。

本书对强迫症的生理结构展开的研究，使我们对疾病有了更全面的认知。书中呈现的，通过正电子发射断层成像术（Positron Emission Tomography，简称为 PET）拍摄到的人体大脑的高科技照片，深入揭示了强迫症发病的生理基础和机制。在强迫症患者的大脑里，眶额皮层这一区域的能量消耗要持续性地高于正常水平（过热）。在发病的状态中，眶额皮层中的新陈代谢升级，且会与在尾状核、丘脑和扣带回中的活动纠结在一块儿，"脑锁"由此而来。而通过认知行为疗法，当患者坚决地贯彻四步骤疗法——摒弃不恰当的重复性行为，用积极的、非病态的行为去回应强迫冲动的时候，就可以见到眶额皮层和纹状体中的改变。脑锁松动，脑内的回路也换挡了。有许多强迫症患者，甚至在完全没有用到药物，光是接受书中教导的认知行为疗法之后，再次接受扫描，便发现其脑眶额皮层中新陈代谢的强度明显降低了，这也提示着其强迫症状的缓解。

　　本书中体现脑眶额皮层新陈代谢改变和患者治疗反应之间关系的数据，具有划时代的意义。它帮助我们增进了对意识—大脑间交互作用的理解，也清晰地表明，仅靠自我引导的认知行为疗法（有效的心理治疗）给脑功能带来系统性的改变是可能的。行为可以反向调节大脑，改变患者脑部的化学物质，从而改善病情。

　　这是一本严谨翔实、极富开创性和启发性的著作。其英文版在美国首次问世以来，已经创下多次再版的记录。国内的患者对于源自欧美的一些针对强迫症的治疗方法知之甚少，12 年前《脑锁》中文版的首次面世，不啻为一场及时雨。而相较于异常庞大的患者群，中国迄今在强迫症方面的专业治疗资源仍十分匮乏。对深陷歧途、急欲寻求帮助的病患来说，这本自助手册的到来，无异于雪中送炭。虽然本书并非能完全取代专业的心理治疗，但是，在缺乏就医条件和经费有限的情况下——此书的价格只有大约目前市面上心理治疗单位小时收费的一成，它能够产生的作用却使人终生受用。

　　感谢本书作者杰弗里·施瓦茨教授多年来在强迫症治疗课题上投入的巨大心血与精力，每一位读者案头摆放的《脑锁》，都是他的智慧与决心的最好见证。2014 年 12 月，应婷婷强迫症语音聊天室的邀请，施瓦茨教授曾在线就《脑锁》一书为广大的中国患者朋友答疑，在此特别感谢他的关怀与付出。

　　感谢周宏老师、曾金梅咨询师和曹明华等人对《脑锁》中译本再版的支持，感谢中国轻工业出版社"万千心理"戴婕编辑耐心细致的工作。我们还要感谢——绝望中的希望、越挫越勇的斗志和从不泯灭的信心。感谢每一位普通的读者，和绝不普通的你！

茗茗
2019 年 7 月

前　言

1947 年的一天傍晚，霍华德·休斯（Howard Hughes）正与演员简·葛瑞尔（Jane Greer）在洛杉矶日落大道的一家餐厅共进晚膳。席间，休斯表示要去一下洗手间。让简万分吃惊的是，他这一去不要紧，整整花了一个半小时他才回来。当休斯终于再次出现的时候，他从头到脚都湿透了。

"到底发生了什么事情？"简问道。霍华德说："我不小心撒了些酱料在衬衫和裤子上，因此不得不去水池里清洗一下。"之后，他又把衣物在洗手间的隔间里晾了一阵。在他把衣服重新穿上之后，他解释道："我无法离开洗手间，因为我不能碰门把手。我不得不等到有人进来。"

据《霍华德·休斯：不为人知的故事》（*Howard Hughes: The Untold Story*）的作者之一彼得·布朗（Peter Brown）所知，简之后再也没有与休斯一起约会过。

休斯当然是古怪的，但他并不是一个疯子，他只是一名强迫症（obsessive-compulsive disorder，OCD）患者。这是一个典型且严重的病例。在他的晚年——1976 年，休斯完全被病症淹没了。临终的日子，他将自己隔离在一种医院的氛围中：因为对病菌的恐惧，他终日躲在阿卡普尔科市女王大酒店的顶层套间里。厚重的帘布将每一扇窗户遮掩得严严实实——甚至连阳光，在他眼里都可能是传播病菌的媒介。用面巾纸将手遮盖好的仆人给他送入的食物，都是精确度量和切割过的。

坊间充斥着各种针对休斯隐居生活的流言：有人说他吸毒过量，有人说他得了梅毒，另有人猜测他患了末期痴呆症。而实际上，休斯这一切荒诞不经的行为只不过是严重强迫症病例的典型症状。

可悲的是，在休斯的年代，还没有针对强迫症的治疗。在他辞世后的又一个十年过去后，人们才意识到这是一种与脑部有关的障碍。

我不断引用休斯的例子，试图帮助我的病人了解强迫症是这样一只贪得无厌的怪兽：你不停做出让步，它却越发饥肠辘辘。即便休斯拥有百万身家和众多可帮助他实现各种强迫仪式行为的随从，却并不能为自己赎身。最终，他完全被来自自身头脑中的错误信息淹没了。

如果你也是一位强迫症患者，无论病情较轻还是严重到了如休斯般的程度，这本书，将教会你如何与强迫症抗争并最终战胜它。我们面对的是一个纠缠不休的对手，但一个真正有决心、意志坚定的人，终将战胜病魔。

在本书的阅读过程中，你也将了解到许多关于大脑的知识和怎样更好地去掌控大脑。另有一些激励人心的故事在等待着你，它们讲述的是一些勇士如何通过实施四步骤自我治疗法，为自己打开了被强迫症锁住的大脑。对于这种已被科学证实、可帮助人们成功改变自我大脑运作的方法，在此书中有深入浅出的讲解，方便你领会和自我实施。

在 2004 年的电影《飞行家》（The Aviator）当中，莱昂纳多·迪卡普里奥（Leonardo Dicaprio）扮演了霍华德·休斯。杰弗里·施瓦茨（Jeffrey M. Schwartz）博士担任该片顾问，指导演员去了解强迫症的思维模式与言谈举止。莱昂纳多·迪卡普里奥说他也读过本书，以便"真正地理解在休斯大脑中被卡住的换挡器"。

序　言

　　《脑锁》的核心理念——强迫症患者可以通过自我指导的行为疗法，实实在在地改变大脑，从而战胜这个疾病——已经经受了时间的考验。在本书首版二十多年后的今天，四步骤疗法已被公认是神经科学史上的一大经典发现。

　　用科学术语来称呼，这就是神经可塑性，是一个大脑环境内的变化导致一系列大脑结构、回路、生化及功能改变的过程。自我指导的神经可塑性（使用本书所详解的四步骤疗法），已使得成千上万的强迫症患者改变了他们自己的大脑。

　　大脑扫描图清晰地表明，强迫症患者的大脑因为过度活跃，不停释放搅扰与闯入性的错误信息（参见封底）。在过去的 20 年间，进一步的脑研究已证实，将这些恼人的感觉置入合适的语境中，如其所是来称呼它们——某种病的症状——会使得人们对症状有不同的反应，从而调节情感脑的结构。而情感脑对于处理引发强迫症的刺激带来的情绪感受起到了关键的作用。

　　这本里程碑式的版本并不是修订本。我真诚地相信并无需要去修订四步骤疗法。由此书首次介绍的这套正念认知疗法，现已被作为一种常规的门诊治疗广泛接受。

　　二十多年后的今天，我仍继续着帮助强迫症患者的研究与工作。也聚焦于扩大四步骤疗法的使用来帮助更多的人——不仅仅是那些有神经精神病问题比如强迫症的患者，也包括那些没有被具体诊断出有毛病的人——达到更高、更有成效的水准。

这个方法已被证实极有价值，比如，可以通过使用**内在智者**的概念来增强人们发展领导才干的能力。一言以蔽之，我们已经了解到，四步骤法能够帮助每个人更多地接触到内在的真我。

自《脑锁》首版以来，我曾在一些世界级的大城市举办的会议上发表演讲，而且曾在联合国发言，并出现在收视率很高的电视节目上，包括《今日秀》（*Today Show*）、《早安美国》（*Good Morning America*）和《奥普拉》（*The Oprah Winfrey Show*）。

这篇新的序言旨在提炼并进一步清晰化这套自我指导疗法的四个步骤：**重新确认**、**重新归因**、**重新聚焦**和**重新评价**。当患者在做重新确认时，就能如其所是地来称呼他们的干扰念头与冲动：强迫观念与强迫冲动。当重新归因时，他们意识到这些恼人的念头不会自己消失，因为它们是一种病——强迫症的症状。当重新聚焦时，他们建立起建设性的、令人愉悦的行为，从而绕开闯入性念头。当重新评价时，他们学会忽略那些想法，把它们当作毫无意义的干扰。

许多患者在操练这套方法之前都有着各自充满勇气、可常常也是令人心碎的生命故事。幸运的是，许多的故事都有了鼓舞人心的结局。通过分享这些故事，他们为所有的强迫症患者带来了启发性的洞见。

曾在《脑锁》中讲述自己故事的安娜，过去有自杀倾向。若干年来，她一直强迫性地认为丈夫不忠。她会没完没了地用问题来"轰炸"对方：他最后一次见前女友是什么时候？有没有看色情杂志？

结婚25年，现在有两个成年女儿的安娜并不认为自己已完全治好了——那不现实——但她掌握了应对疾病所需要的一些洞见。重要的是，她有一位很支持自己的伴侣。"冲动来时，我可能开始问问题，我先生会说，'你知道这是一个强迫症的问题。'（要沉溺于症状）你需要有另一方的参与，而我先生通常不会配合我，他知道这样做并没有好处。"

意识到"终生应对强迫症，其实是一个保养的问题"，而四步骤疗法就是一套基础且重要的保养工具，安娜仍坚持在用它。

雷德是一名演员，他的强迫症造成了令功能丧失的怯场症，以至长达15年，他不得不放弃表演。他并非普通的怯场症，而是由"所有我做的事一定要完美"这样的念头引发的惊恐。在试镜时，他确定："别人可以看出来我演得假，我不够完美。"

练习四步骤帮助他缓解了他的怯场症，也令他在将要试镜的时候能够去重新评价："过去我参加试镜是为了要得到这份工作。我需要赞同和认可来克服我的低自尊。现在我来试镜，是为了赋予角色自己所拥有的特质，我清楚他们有可能会觉得好，也有可能觉得不怎么样。我没必要一定要表现得很精彩。我不必追求完美。"

现在的他能够将自己的身份与疾病区分开来，他将自己视为"一个需要应对机械缺陷的普通人。好比开着一架缺缸的汽车，我的缺陷不会比那更严重了。"他说，倘若没有这样的认知，试图将症状与现实区分开来就会像是"在暴风雪中寻找一只北极熊"。

雷德也成功地用四步骤疗法戒了烟。正如强迫症患者通过实施强迫动作来避免强迫观念引发的痛苦一样，他用抽烟来避免不抽烟的难受。因此，他重新确认了自己的冲动——"它不是我，它是一种尼古丁的惯性，一种化学成瘾症。"他重新归因——"为何它困扰着我？因为它是一种长期的、曾令我感到愉快的习惯。"他重新聚焦于要活得健康。他重新评价："即使离开烟，我的状态也会很好。"

杰克与嘉莉是一对夫妇，两人都有强迫症。嘉莉毫无根据地担心自己会做出暴力行为，她是先来求助的。杰克多年来一直不承认自己有问题，尽管嘉莉已经认出了他的症状就是强迫症。他的强迫观念是：嘉莉不再爱自己了，因为对自己的每一次拥抱或亲吻，她并没有热情回应。之后，在读嘉莉购买的《脑锁》时，他在书中看到了自己。他说："我总认为这些人（有强迫观念和强迫行为）真的是神经病，而我自己是正常人。"

杰克的否认也是很典型的。强迫症非常狡猾，它想让你认为那些强迫观念和冲动都是真实的，而不是你大脑里生化失衡的问题。

当强迫症最严重时，杰克每天会试探嘉莉 40 ～ 50 次。嘉莉是一位要上班的忙碌母亲，她有时候会对杰克不予理睬——她要做饭，要帮去上学的孩子们打理好。在结婚三十多年以后，她请他相信，不必怀疑她的爱。而对杰克而言，这并不够。他会一连好几天琢磨："我不抱什么指望了，我们的爱结束了。真正击垮我的是，她说不能再和这样的我生活下去了。她想要离婚。"

今天，他们的生活已重回正轨。如果嘉莉说她在忙着，他能接受。"我能感觉到那些想法钻进来了。我重新确认它们——'这是强迫症，没问题'——然后就绕开了，就像那个人在跟我撒谎一样。"

作为一位全职工程师和兼职教师，杰克非常忙。他发现保持充实能帮助自己重新聚焦。"在与人们互动时，念头多少被阻断了，这让我能透一口气。"

这是十分积极的，而只去想着一个好的念头却是一种糟糕的重新聚焦的策略。例如，一位惧怕死亡的女士，可能会用让自己确信身体健康的方法来重新聚焦。而这为何是糟糕的呢？因为很容易演变成要去防止那个念头，纯粹成为一种要去排挤引发症状的有关死亡念头的方法。这一种要去消除强迫念头的努力，却成了强迫行为。你的内在智者会告诉你，那个想法只是一种强迫念头，你只需接受它，并聚焦于有益的行为即可。

近年来，我们日益强调应该聆听不偏不倚的观察者，这是本书中引入的一个词语。

不偏不倚的观察者就是我们身体里的那个人。通过自我指导的疗法，患者学会了跳出自身，就好像是读到了自己的意识。正如安娜指出的，"与你自己的大脑保持一定的距离，这是我一直在做的。"

这就是正念觉知。而"正念"这个词由于被流行文化滥用，已变得不甚清晰。我们现在更少用这个词，或者说倾向于将其定义为进行性的正念觉知。仅仅是在此刻专心致志，并非就是真正的觉知，本质上而言，亦非不加评判的觉知。虽说这些都是正念的重要成分，我们其实需要在进行评估与鉴别之后才能练习真正的正念觉知。

正念觉知是一种活动，并非只是一种精神的状态或存在的方式。你不仅是在观察你的念头；你是在评估你的选择与行动，用一种开放的心态让念头进来，评估它们，并决定该如何去做。

对雷德来说，找到不偏不倚的观察者是他绕开症状、"彻底赢回"自己身份的关键之处。他悟到了："任何发生在你身上的事情都无法改变你的本质，以及你是谁。强迫症并不是你，你只是把自己当成了强迫症。"

在运用四步骤疗法的时候，他说，"我们学到的不光是强迫症如何愚弄我们的，还包括我们是如何紧抓错误的自我认知不放来愚弄自己的。""我因为强迫症而来，我留下来是为了正念觉知。"

把自己当成"彻底的失败"，他放弃演戏长达 15 年。借助于四步骤疗法，他赢得了重新去拍戏的自信。他并非彻底康复了——还有包括囤积在内的症状——但他说："它不再是我的强迫症了。它只是强迫症。这个步骤帮助你像应对机械小故障一般，将强迫症清理出你的心智。"

我们也开始使用"内在智者"这个词，此概念是我在 2012 年与医学博士瑞贝卡·格拉丁合著的一本书《你并非你的大脑》（*You Are Not Your Brain*）当中引入的。内在智者是另一种看待不偏不倚的观察者的方法，而这回你可以实实在在地与其交谈，用内在对话来启动它。内在智者是你内在对你关爱有加的那位指引者，它真正关心着你，并始终站在你这边。

你的内在智者看到了全局，知道问题出在你的大脑，而不是你或你的精神状况。它了解你的所思所感，并不断提醒，那些欺骗性的念头不是你，而只是强迫症。内在智者指引和支持着你，依照你的长期最佳利益来做出理性的决定。

这正是四步骤疗法的关键所在。它令你能够去面对困难的情况，并将其视为将会过去的头脑事件。对大脑回路进行调整使得去感受强迫症那些糟糕的念头、冲动和感觉，并去理解是什么造成了你的痛苦，成为一种可能。

在内在智者与不偏不倚的觉察者的共同帮助下，你教会自己的身体和大脑来为你工作，而不是反对你。你重新确认这些想法（步骤一）并重新归因（步骤二）。重新确认回答了这个问题，"是什么在困扰我？"只是强迫症状，是那些迷惑性的大脑信息。重新归因告诉了你为何这些念头不会消失。它提醒你，你那深入骨髓的焦虑是源于大脑引发的一种疾病。

在你的内在智者的帮助下，你得以重新聚焦（步骤三）于健康的行为上，而不是屈服于强迫冲动。渐渐地，你对那些不愉快的感受和行为关注少了，大脑里与其相关的脑回路也就变弱了。如此你实实在在地改变了你大脑工作的方式。这是千真万确通过自我指导而实现的神经可塑性。

重新确认首先要求的是有意识的努力——告诉自己这只是一个强迫观念或冲动——而其实，你重新确认做得越多，这个过程就越自发。对前三个步骤的常规操练——重新确认、重新归因、重新聚焦——会引导我们来到步骤四重新评价，你意识到你的强迫念头和冲动是没有意义的。如此你强化了不偏不倚的观察者，与内在智者的关系也更为密切。

最近我们给重新聚焦这一步骤增添了一个子类别：用标星的方式来重新聚焦，或者称之为进行性的正念觉知。这意味着去直面引起症状的诱因。若你害怕泥土，你也许就重新聚焦于园艺劳动。这么做肯定会令你焦虑，可是借着重新聚焦，你与困境正面相遇，并聚焦于有建设性的行动上，转移注意力，并重装了你的大脑。

与经典的暴露与反应阻止疗法相比，进行性的正念觉知更加人性化，且多了一点主动性。使用暴露与反应阻止疗法的病人被迫去面对那些导致强迫症升级的诱发事物，却被要求不能去实施引发的强迫行为。形成鲜明对比的是，进行性的正念觉知允许患者真正去理解发生在自己身上的事情，明白并不需要回应症状。他们是用进行性正念觉知来做到重新聚焦的。

雷德说这就像是"紧跟在怪兽的后头"；嘉莉称之为"不给敌人提供子弹"。

我们继续知悉了更多病人的故事，他们是如何使四步骤疗法适应于各自的生活，并在本质上都成为了业余的治疗师。在原来的书中没有涉及的一个话题是在工作场合运用四步骤法则的问题。这里的目标是，去做自己力所能及的事情，而不是被强迫症困住。比起投降和变得没有功能，你也许可以告诉自己，"好吧，我现在没法去做这个电子表格，但可以为本周晚些时候的那场会议做些准备。"工作也成了重新聚焦这个步骤当中的一部分。

马特，一个强迫检查患者，曾就职于一家运送医疗物资的公司，他做的是文书工作。尽管他理智上清楚知道每件事都已妥当地完成了，却还是被有可能出错的念头整疯了。"它在我脑海里一直盘旋着"，他解释说："那家伙拿到他的氧气了吗？"

现年 45 岁的马特，在他的检查强迫症刚刚发作的时候，还是一名在英国的十多岁的少年。他的发病与高考给他带来的升学压力是同时发生的，这并不是一种偶然。甚至在他上大学之后又因病退学了，他几乎没跟任何人说起自己的问题，期待着它会自己消失。"25 年前在英国，人们根本不会谈论精神健康的问题。"有位心理治疗师都没诊断出他有强迫症。

在搬到美国之后，他去见了一位治疗师，治疗师向他推荐了《脑锁》。学习四步骤对他而言，他说："就像是呼吸到了新鲜空气。"他仍有强迫念头，仍会反复检查门锁和灯的开关，但他说强迫"已经控制得相当不错了"。

如果闯入性的念头干扰到他眼下的工作（是在医疗保险的领域），他会重新聚焦于手头上的任务。现在的他会这么说，"当我有这些想法的时候，我会重新确认它们，并重新聚焦在我的工作上。工作就是治疗的方式。假以时日，这个过程会变得自动起来。"

一些强迫患者也在与酗酒的问题抗争。四步骤疗法与匿名戒酒会提倡的 12 步骤法有着相似之处。这两种病的患者都对冲动感到无能为力。酗酒者也许会想："我不想喝第一口，因为知道会停不下来。"

对于强迫症患者来说也是如此。如果他们向强迫观念和冲动低头的话，就不能自拔了。一位强迫患者苦笑说：没有人能从强迫症中获得什么轻松愉快的体验。通过治疗，我们鼓励患者用与疾病真正剥离的方式来看待自身。

罗杰是一位电影制作人和正在康复的酗酒者。他曾经历这两种病带来的成瘾循环。他说："跟强迫在一起的时候，我真的不得不去实施强迫行为以免自己发疯。你被吓得魂不附体，而这与匿名戒酒会的那些人描述的感觉何其相似。"去做强迫行为和去喝一杯都是减压阀，却都带来了毁灭性的后果。正如酒精滥用一样，"强迫行为做得越多，结果越糟糕。"罗杰很清楚这一点，"我从强迫行为中得不到任何乐趣，喝酒倒还有一些享受。"

罗杰的强迫观念和强迫行为始自孩童时期。他还记得努力沿着草坪上浇水用的长长的橡胶软管一直走，确定地认为如果自己摔倒了就会有可怕的事情发生。躺床上的时候，他会没完没了地对墙纸上的图案计数。

成年以后，他发展了一系列关于会伤害别人的强迫观念。其中之一就是在开车时可能会撞到人——"起初的时候，我会给警局打电话，问这个区是否有事故发生。"这样做会令他的名誉受损，他后来又改由靠自己来回忆行车的路线。当一天之中想这些事开始占据他八个钟头时，他有好几年都不再开车。

他与强迫症抗争的"啊哈"的一刻是在看到脑部扫描图的时候——"我所做的那些事点燃了我的大脑。现在我清楚地知道发生了什么。"他是患了一种病。

他仍会回溯自己的行车路线，但在有些日子里只花 5 分钟而已。他已学会了重新聚焦，也许得通过路边停车，等着脑袋"凉下来"的方式来达成。他也学会了去重新评价那种强烈的直觉，它提示着哪里出问题了，非常具有蛊惑性，实际却只是一种错误信息，是强迫症状。

罗杰意识到他开车的强迫观念令他不信任自己的感觉。如果有乘客，他不得不去向他们寻求安慰。看到有警车在后头跟着也会令他感到安心，因为他知道，若真撞到了人，警察早就把他截停了。"实际上，警察正在监管着我。我意识到他们就是我的不偏不倚的观察者。"

通过有意识地运用四步骤法则，并在车前后都安装了他自己电子版的不偏不倚的观察者——行车记录仪，他后来驾驶超过 24 万公里。"这允许我去重新聚焦，知道说我可以迟点再去看记录仪。这并非完美的解决方案，但它就像儿童学骑脚踏车时安装在两侧的稳定轮。罗杰的目标是增强他自己内在不偏不倚的观察者，并最终去除掉行车记录仪。

重新聚焦不是逃避。这两者之间的区别是巨大且重要的。当一个人去逃避引发症状的场所、人群和情境时，强迫症会严重恶化。逃避本身就是一种强迫行为。无论做什么，你都不能使强迫症的感觉离开。而当你做重新聚焦的时候，你绕开了它们。你做了一些健康的、适应性的行为，同时也在提醒自己："这只是强迫症。"你正在使用不偏不倚的观察者，或者说是内在智者，来指引你到一个有益的行动上来。关键在于接受：那糟糕的念头只是一个需要克服的障碍。

在治疗包含强迫症在内的精神障碍时，专业人士倾向于认为："这只是生化失衡的问题，就用补充生化物质的法子来处理它好了。"当然了，药物——最常见的是 5-羟色胺再摄取抑制剂——能令自我指导的行为疗法这条路变得易行，并且也很可能降低强迫冲动的强度和频率。但我们还是觉得这种方式可能有点过于被动了。增加积极的成分——意识到"这只是强迫症"，你可以逐渐减低用药量。药物就像是游泳圈一样，在一段时间之后绝大多数的患者可以很明显地降低药量。使用四步骤疗法的患者很珍惜他们在治疗过程中所起到的积极作用。

人们倾向于将强迫症与最为人熟知的那些症状联系起来，例如囤积或是强迫洗手。但我们也看到了有许许多多其他表现形式的患者。有一个患者不能在超市里买水果，因为他想象这果子被人下了毒，而他的指纹会留在上面。他还有另外一种担心，一张放在电话线边上的纸着火了，好几十个人在烈火中丧生。

强迫症患者告诉我们，他们曾努力多年去掩饰自己的症状。尽管去实施强迫行为的耻辱感仍十分真实，患病本身却不再是一种耻辱。二十年前，强迫症是饱受误解的病痛，甚至被误诊为精神分裂症。对强迫症的诊断，以及了解它是由大脑生化失衡所致——令患者大大地松了一口气。

医学界和普通大众对强迫症都有了较以往清晰得多的认知。好莱坞也参与其中——想想莱昂纳多·迪卡普里奥吧，他在《飞行家》当中饰演的霍华德·休斯，在盘子里必须按照一定的方式来摆放食物，在自己的家中建立了无菌区。

许多的强迫症状是如此的为人熟知，以至于没有强迫症的人也会说："噢，我也有那个问题。"但正如我的一位患者所观察到的，"如果认为自己有强迫症，你很可能其实并没有。"强迫症所引发的剧烈痛苦，是一个真正的病人无法用油腔滑调来调侃的。实际上，正是这种痛苦引领一些患者找到了通过强迫症获得精神成长的可能性—— 一旦他们确认了自己的病，并学到了应对的策略。

马特说："强迫症实际上让我变成了一个更好、更完善的人。经历了所有这一切，它令你感恩美好的事物。"

安娜说道，"通过与强迫症周旋学到的功课，使我成为一个比原先强大得多的人。我对自己念头的过程有一个深度的理解，而这是其他人可能没有的。它令我极富有同情心。"她补充说，"如果可以选择，我宁愿没有强迫症。但因为不得不做这些练习，用正念觉知和不偏不倚的方法评价你的念头，你赢得了许多的精神力量。总体来说这些都是对生活十分有用的技能。"

病人问我："强迫症会令我发疯吗？"答案是否定的——只要你使用内在智者提醒自己：它并无意义，只是大脑发出的欺骗性的信息。这并不意味着它会完全消失，但你可以学会如何应对它。

你的内在智者将会在这儿提醒你，"我全部的自我认同感并不会受困于此。我的大脑只是在和我玩一些令人痛苦的游戏罢了。"

杰弗里·施瓦茨

医学博士

美国加尼福尼亚洛杉矶

2016 年 9 月

目 录

第一部分

强迫症治疗四步骤

第二部分

将四步骤法应用到你的生活中

第三部分

四步骤法自我治疗指南

绪　论

强迫观念、强迫行为与四步骤自我治疗法

人人都有小怪癖——但愿它们根本就不存在，但总有一些习惯和举动始终无法改变。我们当然都希望能多些对自身的掌控感，但当自由意念渐行渐远，终于变成疯狂入侵的暴风骤雨，置我们的意愿不顾，并成为我们的主宰；当习惯变形为强迫行为，貌似帮我们驱除铺天盖地的惧怕和担心，却将我们拖入了吞噬一切的深渊——这时候，事情已经发生了质变。

这就是强迫症

强迫症受害者成天忙于各种古怪的、自毁的事情，试图避免想象中的灾难。尽管这种做法与想象中的灾难根本就没有任何现实联系。比方说，他们可以一天洗 40 次澡来保证家人不会去世；又或者，他们会尽最大可能去避免一些"不吉利"的数字，认为这样就可以避免飞机坠毁的事故。

不同于强迫性购物狂和强迫性赌徒，强迫症患者在他们的强迫行为中并无快乐可言，更确切地说，他们简直就是苦不堪言。

几乎可以肯定的是，强迫症是脑部生化物质不平衡造成的，而这种障碍，我们马上就会知道，可以不借助药物而得到有效的纠正。同时，我们也将了解到，这种四步骤自我治疗法，可使得强迫症患者靠自己的力量改变脑部的化学物质。此外，这个方法也可以有效地帮助克服各式各样的、不是非常严重却非常恼人的强迫性习惯（如果你认为可能患有强迫症，本书中的汉堡大学强迫症评估表可以帮助你去判断。即便不是强迫症而是一些恼人的强迫性小习惯，你将学到的技巧也会帮助你有效地克服它们）。

简单来说，强迫症是一种终生的障碍，有两类症状表现：强迫观念和强迫行为。强迫症一度被认为是一种古怪而罕见的病症，而实际上，在每40个人中就有一个强迫症患者。也就是说，有超过 500 万美国人罹患此病。它的发病一般见于青少年期和成年早期，是一种比哮喘病和糖尿病更常见的病症。由于症状的破坏性极强，往往给患者及其亲友的生活造成了混乱。

患者对强迫症行为的专注——清洗、清洁、数数和检查等，都给他们造成了工作适应上的麻烦、夫妻关系的紧张和社会交际的困难。而他们的家人，很可能会变得失去耐心，忍不住怒气冲冲地质问道："为何你不能停止这一切？"或者为了获取短暂的宁静，家属干脆选择帮助病人实施愚蠢的强迫行为（这是非常糟糕的）。

何为强迫观念

强迫观念是指不受欢迎的、侵入性并造成紧张焦虑的念头与脑海中的画面。英语中的"Obsession"（强迫观念）这个词来自拉丁文，意指"围攻"。而一个强迫念头的情形正是那样——它的围剿包抄如此严密，使得你生不如死。你苦苦哀求，希望它能放过你，而它却毫不理睬。你完全无法掌控它，即便它短暂地离开，也会很快地再找到你，好像生怕你舒服得太久了。

这些念头无休无止地引发焦虑和不安。与其他一些不快的念头不同，强迫观念不仅不会消失，反而源源不断地侵犯着你的意识，哪怕你一千一万个不愿意。它们是多么令你厌恶和反感！

如果说因为见到了一位美女而茶饭不思，那么，这并非强迫症，而只是一种恰当的沉思、沉浸的状态，是十分正常和令人愉快的。若 Calvin Klein* 的市场部真正理解何为"Obsession"，他们的香水就应该命名为"Rumination"（相思）。

收到（错误）信息

因为强迫观念不会自己消退，所以你很难做到不去理睬它们——这非常难，但并非不可能。现在，我们知道强迫症是脑部生化物质出了问题才会引发的一种病症。我们称这样的问题为"脑锁"，是因为仿佛大脑的一些主要结构被锁住了。这之后，大脑就开始不断发送错误的信息，可是接收者却不容易确认这些信号是错误的。大脑的信号处理中心之一，主要由尾状核和壳核构成，它与汽车的换挡装置极其相似。尾状核工作起来就像一个为脑前部（负责思维功能）工作的自动传输装置，壳核则是一个为脑部掌管身体运动那部分结构工作的自动传输装置。当尾状核与壳核一起工作时，我们的身体得以高效地协调思维与运动间的关系，从而适应日常的各种事务。

然而，对于一个强迫症患者来说，尾状核因为不能做到正确地换挡，脑前部的信息也就被卡在了这里。换言之，脑部的自动传输装置发生了故

---

* 简称 CK，是一个美国时装品牌，其创始人为同名设计师卡尔文·克莱恩（Calvin Klein）。——译者注

障，大脑被卡住了，不能顺利换挡到下一个念头上。

当大脑被卡住的时候，它会告诉你："你必须再洗一次手"——于是你只好照做，尽管根本就不存在实际必要的理由。或者大脑可能会说："你最好再检查一下那把锁"——如此你不断地检查了又检查，却仍然不能摆脱那种苦苦折磨着你的感觉：门可能没有锁好！这股没有原因的强烈冲动也可能会让你想要去数数，或是把一段话读了又读。

运用行为疗法，你可以改变对这些冲动和想法的反应，并且你可以在客观上改变大脑的运作方式。运用这些技术可使脑部的自动传输装置更顺利地换挡，而随着时间的推移，那些强迫性冲动将逐渐减少。

多蒂，一位在美国加州大学洛杉矶分校接受治疗的患者，当被告知问题是由于脑部的生化不平衡造成时，豁然开朗的她一语道出："这不是我，这是我的强迫症。"对于大部分的病友，这样的认知本身就可以大大舒缓他们的痛苦。

清洗、检查及其他的强迫行为每天都会消耗掉大量时间，使得患者的生活变得异常悲惨。因为患者完全清楚这样的举动是不正常的，他们甚至会怀疑自己是不是发疯了。实际上，这些举动往往是与他们的性格和自我形象不相符。可是，只有在学会了四步骤自我治疗法之后，他们才能真正学会如何不去理睬那些脑部发出的错误信息。

何谓强迫行为

强迫行为，是指强迫症患者为了驱赶由他们的强迫观念带来的恐惧和焦虑所实施的徒劳的举动。虽然患者本身通常都能意识到，这种去清洗、去检查、去碰触东西或者去重复数字的冲动是荒谬且毫无意义的，可是，它们是如此强烈，没有受过训练的头脑会被其完全吞噬。结果是，患者不得不屈服，去实施强迫行为。糟糕的是，从事这些荒唐的强迫行为恰恰是一个恶性循环的开始：它或许可以带来短暂的舒缓，但随着强迫行为的不断重复，强迫念头与感觉将会变本加厉，并且越来越顽固。患者最后不得不面对这样的双重折磨：除了受到强迫观念的压迫，他们还不得不重复那些经常令他们感到尴尬不已的强迫行为。难怪许多强迫症病人会感到已经被宣判死刑，在找到专业的救助之前，有人甚至会产生求死的念头。此外，当他们向传统心理疗法求助时，效果也常常适得其反：他们往往被弄得更加困惑。

常见强迫症症状一览表

强迫观念

怕脏和怕被污染

对患上可怕疾病的毫无根据的担心

过分关注脏东西、细菌（包括担心传播细菌给他人和对环境的污染物，如家用清洁剂等的担忧）

对身体排泄和分泌物的厌恶

对自己的身体耿耿于怀

对黏性物质及其残留物的异常关注

对秩序与对称性的强迫性要求

对于物体某种特殊性排列的压倒性需求

对个人外在仪表和所处环境的整洁度的异常苛求

强迫性贮存和积攒

贮藏无用的垃圾，如废旧报纸和从垃圾箱里拾回的废物

无法扔掉任何东西，因为"说不准它还能派上用场"，对有可能错误丢掉和处理东西忧心忡忡

有关性内容的强迫观念

把关于性的想法看作是不适当且难以接受的

重复性的仪式行为

重复日常的一些活动，而无任何合理原因

不停地重复提问

重读或重写单词或句子

无意义的怀疑

无根据的疑虑：担心可能忘记了去履行一些日常职责，如支付分期付款或是签支票

有关宗教的强迫观念（顾虑重重）

受因于亵渎神明或是亵渎（神物）的担心

过分执着于道德判断和是非界限

有攻击内容的强迫观念

担心自己可能造成了严重惨剧，如致命的火灾

脑海中不断闪现的暴力画面

担心自己会将暴力的念头付诸行动，如用刀去刺或是用枪去射杀别人

对是否已对他人造成伤害的非理性担忧。例如，在驾车的路上是不是撞到了人

迷信的恐惧

相信某些数字或颜色"吉利"或是"不吉利"

强迫行为

不停地清洁和清洗的强迫行为

过度的、仪式化的洗手、洗澡、刷牙等

坚持认为好些家居物件，如碟子，已被污染了，无论怎么洗，也很难做到"真正干净"

一定要按照某种特殊习惯来完成事情的强迫行为

在所处环境里，对于对称性和总体秩序的强调。例如，在储藏室里，罐装食品须按照字母顺序排列；每天在衣橱里的固定位置悬挂衣服；或是只在某些天才穿上某些衣服，会一直坚持做某些事情直到自己感觉"完全正确"

贮藏与收集的强迫行为

仔细检查家里的垃圾桶以防有"珍贵"的物件被扔出去

积攒废物

检查强迫症

重复检查门是否已锁好，或电器是否关好

重复检查确定没有伤害别人。例如，在街区里开车兜圈子以确定路上没有人被碾到

不停地检查是否有错误，如结算支票时

与身体强迫观念有关的强迫性检查。譬如，不断地自我检查，寻找绝症的征兆

其他的强迫行为

对大多数日常事务，动作异常迟缓，缺乏行动力

眨眼或瞪眼强迫

为了放心，问了又问

基于迷信观念的行为。譬如，在固定时间上床休息以驱逐不祥，或是在人行道上走路时，避免踩在裂缝上

若某种冲动行为未能得以实施，就感到很恐惧

极强的必须向他人诉说、询问或坦白事情的需要

重复碰触、轻敲或摩擦某些东西的需要

数数强迫。譬如，数窗户上的玻璃或高速公路边的布告板

心理强迫行为，如静静背诵祷告词以驱赶坏念头

过度地列清单

四步骤法

近年来，强迫症的治疗已经取得了重大进展。有一种技术，它的有效性已被行为治疗学家逾 20 年的研究所验证，那就是暴露与反应阻断法。这种技术的使用涉及将患者系统性地暴露于会引发症状的刺激源之中。譬如，让一个强迫症患者去碰触马桶，或其他一些被患者认为是已受到污染的东西，这将引发他们的强迫性反应（强迫观念与行动）。而行为治疗师，

需要强制他们同意延迟对其强迫冲动的反应；在患者不能用强迫行为来对强迫冲动进行反应的时间间隔里，比如一个小时或是更久，其焦虑水平会大幅上扬，一个训练有素的行为治疗师在此时所能给予的大量辅导和帮助就变得至关重要了。当治疗持续进展，焦虑的强度有所下降时，患者则赢得了更好的控制症状的能力。

在美国加州大学洛杉矶分校医学院，我们研究强迫症已超过 10 年的时间，发展出了一种简便易行的行为认知自我治疗法，去补充和强化这个好转的过程。我们称之为四步骤自我治疗法，简称四步骤法。这种奇妙的方法，不用花费你昂贵的专业治疗费用，也不需要使用药物。通过教会人们认识到症状与脑部生化失衡之间的联系，我们得以发展出这种可单凭行为疗法有效治疗强迫症的策略。本书将教会你如何通过实践四步骤法，有效地成为自己的治疗师。无论有无治疗师在旁边，你均可使用此法。你将学会如何与强迫冲动周旋，将思绪引领到其他富有建设性的行动上面。

就任何精神病学情境或心理治疗技术而言，我们开创性地找到了科学的证据，证明依靠行为认知疗法即可引起强迫症患者脑部的生化改变。我们证实了，通过改变你的行为，你将打开脑锁，改变脑部的化学物质，从强迫症的可怕症状中解放出来。结果呢，你的自我掌控感将大大增加，自尊与自我满足感也随之大为提升。诚然，知识就是力量。面对强迫念头的侵袭，受过训练与没有受过训练的头脑，会产生截然不同的反应。

掌握了本书的四步骤法，你所拥有的不仅仅是一种强大的新武器，可以去对付那些滋扰人心的强迫冲动和念头，而且在一种更宽泛的意义上，你的自我价值也大大增值了。你已具备了更好的能力去达成人生的目标并改善生活质量。你将拥有更为强大稳定、更有洞见、也更从容的茁壮心智。

如果强迫症患者都能做到的话，那么对于一些严重程度不同的其他问题的受困者，成功的把握应该还要大。这些问题包括：

■ 暴饮暴食
■ 咬指甲

- 拔头发
- 强迫性购物和赌博
- 物质滥用
- 冲动的性行为
- 过度地反复琢磨有关人际关系、自尊与自我形象的事情

四步骤自我治疗法可以帮助你控制几乎所有强加在头上、而你已决定要改变的念头与行为。现在，对于自身内部思维过程，你不再是如玩偶般完全受之摆布，而是可以主动地组织积极的心理与行为反应。当强迫冲动袭来的时候，你可以训练自己以一种目标定位的方式应对，从而拒绝被那些自我削弱的念头干扰和引入歧途。

我们可将这四个步骤称为 4R 法：

> **步骤 1：重新确认 (Relable)**
> **步骤 2：重新归因 (Reattribute)**
> **步骤 3：重新聚焦 (Refocus)**
> **步骤 4：重新评价 (Revalue)**

步骤 1：重新确认

对于那些侵入性的念头或冲动，你需要按照其本来面目称呼它们：强迫观念或强迫冲动。做好了这一步，你将学会更清楚地辨识事物的真相而不是被症状引起的不愉快感所蒙骗。你将进一步发展出区别症状和现实的能力。

以前你会说："我觉得需要再洗一次手，尽管我也知道其实这样做根本没有意义。"现在你开始更客观地评价整件事情："我正遭受强迫症的困扰，强迫念头和冲动纠缠着我。"

问题也就随之产生了，"它们为什么会一直这么死缠烂打呢？"

步骤2：重新归因

现在来回答这个问题，你说："我受到困扰是因为患了一种名为强迫症的疾病。这些症状都是这个疾病的表现。滋扰我的这些强迫观念和行为与我脑部的生化物质失衡直接相关。"当意识到这一点之后，你可以问一下自己："现在我可以做些什么？"

步骤3：重新聚焦

将你的注意力转向更有建设性的行为上。拒绝被强迫冲动的妖言所蛊惑。牢记，它们不过是一些表里不一的假象，不过是些错误的信息，你将学会把注意力重新投注到其他更有意义的事情上，从而对这些滋扰你的强迫冲动和念头置之不理，并绕道而行。这也就是我所称的"换挡"。通过用其他有建设性的行为来替换你的强迫行为，使你得以修理脑子里的变速箱。而当你已经能够持续性地转移自己的注意力时，则可以快速地进入到下一阶段。

步骤4：重新评价

当那些想法出现时，重新评价它们。你将学会不再那么重视这些强行闯入、非你所愿的冲动和念头。你会清楚地认识到，强迫症状只不过是些无用的垃圾。

这四个步骤是合并起来使用的。首先，你重新确认：训练自己区分想象和现实，并拒绝被那些闯入的破坏性念头所误导。其次，你重新归因：充分理解那些念头和冲动只不过是一些精神噪声，是来自你脑部的错误的信号。再次，你要重新聚焦：现在你要用一种全新的、积极得多的方式来回应错误的信号，尽你所能地将注意力投放到更有建设性的事情上去，借此绕开它们。这是最难的一个环节，但也是你脑内化学变化发生的开端。在付出了艰辛的重新聚焦的努力之后，你就会得到巨大的回报：用一种十分积极、健康的方法，有效地去改变大脑的运作方式。最后，四步骤法的卓越成效会在重新评价这一环节里得到充分的展示，当整个过程变得越发流畅和高效，屈服于那些侵入性强迫冲动的愿望会大大降低。你将了解到，原来那些蛊惑人心的想法其实并没有什么实际价值和意义，自然地，它们对你的影响也就大大减少了。此过程可在瞬间完成，一个几乎是自动化的反应会跳出来："这只是一个无意义的强迫观念。它是一条错误的信息。我将把自己的注意力投放到其他有意义的事情上去。"也就是从这一点开始，你脑部的自动传输系统开始重新走上正轨。

一旦学会了经常性地操练这个四步骤法，你会取得两项十分积极的成效。首先，对于想法和感觉，你可以更好地掌控应答性的行为，从而，日常生活会相应地变得更加健康快乐。其次，借着调整你的行为应答，可以改变那些错误的脑部化学物质，也就是它们才导致了强迫症状的强烈不适感。既然已经被科学地证实，即便是较重的精神科疾病，通过四步骤法的施用都可以达到对脑部化学物质的改变，那么，非常有可能的是，人们同样可以借助于操练四步骤法，通过对无论有多少的其他类别行为和坏习惯的应答调整，最终可达到改变其脑部化学物质的目的。很有可能的结果是，侵入性的念头与行为的强度和侵入程度会减弱，从而它们将更容易被打破。

什么是强迫症，什么不是？

因为名称的相似性，人们常常会混淆强迫症（OCD）与强迫型人格（obsessive compulsive personality disorder，OCPD），后者的危害程度要小得多。如何区分这两者呢？简单地说，当你的强迫观念和强迫行为已经对你的生活造成了重大的影响时，你患的是强迫症。而对于强迫型人格的人来说，这些"强迫观念"与"强迫行为"更像是怪癖或特异的行为，尽管这也是令人不快的。举例来说，一个有强迫型人格的人可能会紧抓着一些物件不放，缘于他相信日后可能还会用得着；对于一个有贮藏强迫症的人来说，他屋子里的每一寸角落都堆满了那些他明知道永远也不需要的废物。有强迫型人格的人往往会"一叶障目，不见泰山"。他们通常是计划制定者，且他们是如此执着于那些细节，以至于再也无暇一览整幅画面。对完美的执着要求大大干扰了他们完成一件事情的能力。强迫型人格的经典情形是凡事过于求全，反而一事无成。有强迫型人格的人，因为过分强调每一个细节都必须完美，往往会把本来已经相当不错的事情弄得一团糟。他们经常很僵化，不会妥协。对于他们来说，要完成一件事情，只有自己的方法才是正确的方法。他们还不愿意把任务委托他人。有意思的是，强迫型人格在男性中更常见，男性强迫型人格者是女性强迫型人格者的两倍；而对于强迫症患者而言，男性和女性的数量是一样的。

　　强迫症与强迫型人格的其他区别还有，尽管强迫型人格者固执、僵化，放任强迫念头主宰其生活，然而，他们并非真正渴求改变行事的方式。也许他们并不清楚自己的行为会惹恼别人，又或者他们根本就不在乎。而强迫症病患不停地清洗，而此行为给他们带来的除了痛苦之外并无任何快感。强迫型人格的人实际上享受这种清洗和清洁，他们认为："如果每个人都像我这样大力地清洁，问题就都不存在了。现在的问题是，我的家人全都是些邋遢鬼。"强迫型人格的人会企盼着晚上回家，可以将所有的铅笔像士兵那样整齐地排列在桌上。而强迫症患者会害怕回家，知道自己会屈从于错误信息的误导，而不得不用吸尘器打扫 20 次。不同于强迫型人格，强迫症患者能够意识到自己的行为有多么的荒谬，他们为此感到尴尬和羞耻，故此，他们非常真切、急迫地想改变自己的行为。以下是两名强迫症患者的评述："我的脑袋变成了一个难以描述的地域，我真的无法从中逃脱。"另一条则是："医院里的窗户全部上好了插销，这真是一件好事，否则的话，我真想走捷径救赎自己。"

　　这本书主要是关于强迫症患者的。大部分的故事围绕他们如何为了克服疾病去努力抗争。但其实，成千上万的问题较轻的人也可以从这些故事中得到启示与鼓舞，并学会将这套自我治疗的方法运用到更广泛的造成困扰的行为层面上。那些分享自己故事的人，是已经战胜了疾病的勇士。他们曾使用过的方法也必将使更多的人受益。此书实际上是为了所有想改变自己的行为、且正在积极寻找可以达到此目的的途径的人而写的。

强迫症：一种恶魔般的精神障碍

"你做了肯定该死。不做的话死得也很难看。"这是在学会四步骤法之前，强迫症患者与压倒性的症状作战时内心状态的真实写照。

患者的强迫冲动诱使他们去做一些强迫行为，结果只能进一步削弱他

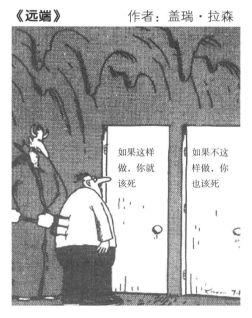

"来吧，来吧！两个里面必须选一个"

们对自己生活的掌控感。随着掌控感被削减，他们把持住自己去应对那些极富破坏力的强迫冲动的能力也会降低，而强迫心瘾则会与时俱进地变得越来越强。所以说，如果他们履行了一种强迫行为，他们会变得"该死"，这是因为这种痛苦的感觉只会逐步加深。而与此同时，若没有正确的心理训练（四步骤法），患者又缺乏必需的技巧，通过建设性的行为来改变脑内失调的化学物质。此外，在他们还未开始学习四步骤法时，只要不向强迫冲动投降，就会沦陷在十二万分的难忍和焦虑当中。因此，他们在这个两难局面中又落入了"不去做的话你也该死"的陷阱当中。

强迫症就是那个用长矛抵住你背脊的魔鬼。这个恶魔深知自己居于有利地位。如果强迫症患者听了他的话并且去履行了那些强迫症恶魔吩咐其去做的强迫行为，他们的情形才真正会变得糟透了，因为这样最终会导致更强烈的心瘾去要求更多的强迫行为。患者的生活就像地狱。但是，如果他们对那些可怕的强迫冲动置之不理，如果他们现在就拒绝去实施强迫行为，则会被见缝插针、高举长矛的恶魔又戳又刺，痛苦何其深重！

但其实，我们还有另一种选择，那就是第三道门。魔鬼从未告知患者有这么一道门的存在，实际上，它会试图掩盖这一道门。而只有选择这道门而入，才能智胜魔鬼。在这道门之后藏着的秘诀就是自我治疗的四步骤法——它会帮助强迫症患者改变大脑的运作，战胜穷凶极恶的强迫冲动，并得以从症状的桎梏中解脱出来。

我们所经历的：六个个案研究

下面这些故事，是关于那些从第三道门逃生的人们的。虽然在我们第一次遇到他们时，他们都被强迫症完全压倒了，但是现在，他们还是战胜了这个魔鬼。他们所描述的症状并不罕见生僻；而是这种疾病最为常见的症状。

杰克

杰克，一个 43 岁的保险公司检验员，每天洗手至少 50 次——有时则要洗上 100 多次。他的皮肤里嵌入了这么多的肥皂，以至于只要打湿双手，就能搓出泡泡了。他知道他的手并不脏，正如他知道他所触碰的一切不会如魔法般地被污染一样，若真存在某种大规模的污染，他推论"人们会如同蝇群似的殒命"。但是，他无法克服那种觉得自己的手还是很脏的感觉，所以，他不停地洗手，时刻忧虑着："我真的洗了手吗？我真的洗好手了？"他的洗破了皮的手变得发红，手指间也开裂得厉害。溅一点水在他的皮肤上就像在伤口上撒盐似的。但是，杰克还是一直在洗。他停不下来。这就是他可怕的秘密，而他用来掩盖这个秘密的手段是如此高明，恐怕连特工都会自愧不如。

芭芭拉

芭芭拉，33 岁，来自一所声名远扬的常春藤盟校的荣誉毕业生。她清楚地知道自己的状态令她无法自如地施展真正的潜力，因此只是在为一个临时性的组织工作。芭芭拉聪明而且口齿伶俐，但是常会被侵入性的想法折磨，它们让她检查了又检查：电器的插头拔掉了吗？门真的锁好了？她经常早早地离开去上班，因为知道自己会不得不在路上掉头，返回家一到两次进行检查。情况严重的一天，她把咖啡机和电熨斗都塞到她的背包里并把它们一起带去上班了。她感到十分羞愧，对自己说："如果你开始做这样的事情，连仅剩的那少许自尊都将会失去。"她发展了一些新的策略来对付那些恼人的荒谬想法：每天在离开家去上班前，她将咖啡机安置在冰箱顶上，远离任何一个电源插座，并且大声而半开玩笑地说："再见，咖啡机先生！"芭芭拉还设法找到了一种帮助她记得已经拔掉了插头的记忆方法，她将熨斗的插头凸出的一端用力按向手掌，留下很深的印痕，这样一来，半个小时后她仍然看得到，才能确认插头是真的拔掉了。

布莱恩

布莱恩，一个 46 岁的汽车销售员，每晚清醒地躺在床上，倾听各种警报器的鸣笛声。如果他同时听到了消防车和警车笛声，他就知道附近发生了一起交通事故。无论几点，他都得起身，穿好衣服，开车在四处兜转寻找事故现场。警察前脚刚走，他就立刻从自己的车里拿出一桶水、一把刷子和小苏打，开始擦洗沥青路面。布莱恩不得不如此。他有一种病态的对被电瓶水污染的恐惧，在碰撞事故中，电瓶水可能会溢出从而污染路面，而他却必须每天驾车经过这些路面。当他终于擦洗完了之后——可能已经是凌晨 3 点了——他驾车回到家，冲个澡，把网球鞋装入一个塑料袋，再将这个袋子扔进垃圾桶。他在大减价的时候买了这些鞋子，一次买一打或更多，因为他清楚地知道自己一双鞋子只会穿一晚。

多蒂

多蒂，52 岁，她与强迫思维的斗争早在 5 岁时就开始了。她的一个强迫观念是害怕任何包含有"5"或"6"的数字。当她开着车和朋友在一起时，如果突然发现一辆牌照上出现了"5"或"6"的车，她不得不将自己的车停到路边，等待另一辆有"幸运"数字的车子经过。"我们会坐在那里好几个小时。"她回忆道。因为她认了个死理：如果不这么做的话，她的妈妈会遭遇可怕的事情。当多蒂自己也成了母亲的时候，她的强迫观念转移到了儿子身上，并且变得更为荒诞。"是眼睛。"她说，"突然间我意识到，如果我把每一件事都做得很好，我儿子的眼睛会非常好，我的眼睛也会很好。"而实际上，多蒂和她的儿子都没有任何眼睛的问题；此外，她不能忍受任何可能有眼睛问题困扰的人靠近她。"单是眼科医生这个词就可以带来许多糟糕的想法。我永远不会涉足那些视力有问题的人走过的地方。我可能会不得不扔掉我的鞋子。"多蒂在和我交谈的时候，我注意到她在一只手掌上写了四次"视力"这个词。她解释道，那天下午在看电视时，她曾有过一个关于眼睛的很坏的想法，为此，她在设法驱邪呢。

劳拉

劳拉是这样描述她的强迫思维的："它们撕扯着我的灵魂。一个小的念头，然后爆炸成一个火球，一个完全失控的怪物。"刀具使她的生活沦为了地狱。"可能不过是一把黄油小刀，但我拿起它时就有一种想刺向他人的强迫冲动，特别是与我亲近的人。那简直太可怕了。天啊，我根本就不想伤害任何人！对我而言，最恐怖的事情莫过于，当我面对自己的丈夫时也产生了这种强迫念头！"

罗伯塔

罗伯塔在驾车驶过马路上的不平物或坑洞时，会突然很恐惧，想象她可能撞到了人。一次，当她驾车驶离一个购物商场时，她在停车场发现了一个塑料袋。"一瞬间，我感觉到那是一个身体。我停下来，盯着看，知道它不过是一个塑料袋子。然而担心与恐惧又卷土重来。我开回去，再次盯着它看……"无论她开到哪里，都会一直提心吊胆地瞪着后视镜。那在路边的只是一张报纸吗？或者它是一个身体？最后她被吓得不敢再开车了，只能待在自己的屋里，哪儿也去不了。

作为加州大学洛杉矶分校医学院里的一名研究型精神科专家，在过去的 10 年间我诊治了 1000 多名强迫症患者，包括单独咨询和每周一次的小组治疗活动。实践四步骤自我治疗法的结果是：他们中绝大部分人，现在的情况较之过去已经大有起色。也有相当的患者服用适度的药物，以帮助自己更好地去完成治疗中要求完成的工作。

我们这支加州大学洛杉矶分校的研究队伍，一开始是把强迫症研究作为抑郁症研究的一个分支来进行的。我们注意到在抑郁症病人中发生的独特的脑部变化，并且，因为了解到众多的强迫症患者也同样会遭受抑郁的折磨，我们开始想到要了解是否强迫症患者也经历了脑部的某种变化。因此，我们在当地一份报纸上登出了一则广告，询问"你有不能控制的重复性的念头和行为吗"，希望能找到一些愿意到我们学校的神经精神研究院来接受正电子发射断层成像术（PET）的应征者（这种成像技术可测量到脑部的新陈代谢活动）。反响之大令我们深感惊讶。很明显，强迫症的存在比我们原先所料想的要普遍得多。当我们开始给这些人做脑部的 PET 扫描时，可以真切地看到与他们症状相关联的脑部变化。

十多年来，我从他们身上了解到了许多的东西：勇气、生存下去和努力完善自己的意志、自我改变的能力以及面对症状引发的源源不断的脑内错误信息时自我控制的能力。

直到近期，现实情况仍然是几乎没有医生可以对强迫症病人有所作为。弗洛伊德与其拥护者认为，强迫观念和行为是源于深层次的情感冲突，患者常常会告知我们关于他们被好心治疗师误诊好几年的经历。布莱恩就回忆了这样一位心理治疗师，此人在分析了他的情况后告知，他对电瓶水这种恐惧带有性的暗示，意味着也许他曾被父亲性骚扰过。也就在此时，布莱恩开始转到加州大学洛杉矶分校寻求帮助。

对担忧的担忧

从一个医生的角度来看，强迫症患者面对的最大问题是，他们对自己的担忧程度有多少担忧。真正给他们造成困扰的是，他们对自己认为不值得担心的事情有多焦虑。只有当我们开始去理解这种精神痛苦的程度时，才能开始理解阐述一个人和自己大脑间关系的真谛。

去理解这种关系的一个途径是，去弄清强迫症在形式与内容上的不同。

当医生问道："到底是什么在困扰着你？"大部分病人会用类似下面的话回答："我没法停止担忧我的手是否脏了"。但是，一个已经见识过众多病人的医生，会知道这并非症结所在。真正的问题是，对于那些促使他们担心的事物，无论他们相应地做了什么，那股想去检查和清洗的冲动却总是挥之不去。这就是所谓的强迫症的形式：无意义的想法和冲动以一种不会须臾间减弱的集中火力大肆进攻一个人的意识。与其他许多脑科学家一道，我们的研究小组认为，强迫症是一种脑部的疾病，实质上是一种神经系统的问题。这种苦苦纠缠的想法源于脑部工作状态的不正常。所以，强迫症主要是一种生理问题，与脑内传输过程中的错误化学物质紧密相关。强迫症的形式——毫不减弱的侵入性想法和反复冒出的念头——可能是由遗传而来的脑部生化失衡所致。

内容——为何有人是感到什么东西很脏而另外的人则是不能停止对门关好与否的担心，有充分的理由可以归因于个人的背景与家庭环境中的情感因素，正如弗洛伊德精神病学派一贯理解的那样。无论理由为何，对于为什么一个人表现为不停清洗而另一人则为不停检查的生物学解释并不存在，但强迫症确为一种神经系统的疾病，其标志性症状——侵入性念头和忧虑——几乎可以肯定是由脑部的问题造成的。当然，有这样的问题自然会带来重大的情感挫伤与个人的不安全感，且这些情感反应的紧张和压力会在实际上加重本来就与大脑相关的困难感。在本书中，你将学会如何去对付这两类难题。

赢回掌控权

你有强迫症。你和你的医生怎样做才能让那些该死的强迫冲动和强迫行为滚开呢？

治疗强迫症的核心信息如下：千万不要只是被动地等着它们自己消失。如果屈从于这么一个概念，那就是除非强迫念头或冲动离开你，否则你什么也不能做，那么你就死定了。你的整个生活会退化到被强迫的怪圈完全吞噬。想一想这么一个类比，当你正在读一本书或杂志的时候，不间断的汽车报警器却总在烦扰你。无论你有多么懊恼，都不会只是坐在那儿对自己说："我要去把那个报警器关掉，除非它停掉，否则我甚至都不会试着去读手上的东西。"相反的，你会尽最大可能去忽略它、绕开它。你会将这些想法置之不理，尽可能投入到阅读中去。你将会如此沉浸于阅读的乐趣之中，以至于几乎不再注意到扰人噪声的存在。所以说，通过将注意力转移到新的任务上，那些本来十分麻烦恼人的骚扰源可以被绕开，并被忽略。

因为强迫症是一种医学意义上的疾病——虽然容易迷惑人，并且这种疾病与大脑的内部工作息息相关，所以只有通过大脑自身的改变，或者至少是脑部化学物质的改变，才能带来持续性的改善。单凭行为疗法，就能实现这些改变，也有一些个案，在治疗时需要将行为疗法与药物治疗相结合。然而，药物毕竟只是类似初学游泳时所用的游泳圈；当你在学习如何游过强迫症的波涛汹涌时，它可以帮助你漂浮。在加州大学洛杉矶分校，药物用来帮助人们自助。而潜在的规则实际上是：你越多去实施行为疗法和练习四步骤法，所需要的药物就越少。时间愈长，尤为如此。

在发展一套新的强迫症治疗方法时，我们的研究团队认为，如果我们能够使患者理解到，是脑内的生化失衡导致了这些强迫冲动，他们可能就会从一种新的角度来看待他们是怎样被胁迫去满足这些想法，从而进一步增强他们与之抗争的决心。一种全新的行为疗法也就横空出世了。

为帮助病人更好地理解这种化学物质失衡的状况，我们向其展示了他们的大脑处于工作状态时的图片。在一个关于患者脑部能量活动的研究中，我的同事卢·巴克斯特先生与我一道，通过正电子发射断层成像术（PET）拍摄了一些高科技照片。微量的被化学标签了的类葡萄糖物质先被注入体内，继而可在脑部追踪得到。随之拍到的照片清晰地表明，患者在眶额皮层——脑前部的下侧这一区域的能量消耗要持续性地高于正常水平。如此，由于超时工作，眶额皮层实际上已被加热了（在图1中，可见一个典型患者与正常人PET扫描的结果对比，封底上有彩图。请注意强迫症病人与正常人在眶部皮层区域的能量使用状态的比较，前者表现出了异常的高能量活跃状态）。

所取脑切片的位置

眶额皮层

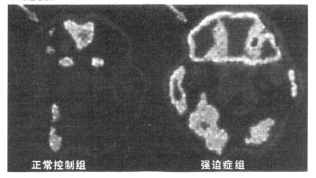

正常控制组　　　　　　强迫症组

眶额皮层

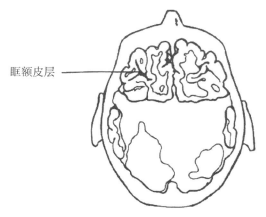

图 1　PET 扫描显示了一名强迫症患者前脑的内侧，眶额皮层中的能耗增加的情况。图中表明了眶额皮层在头部所处的位置。箭头指示即为眶额皮层。

　　既然已经知道了通过使用行为疗法，可以实际而明显地改变患者对强迫冲动的反应。我们推断，也许可以利用这些颇有视觉冲击力的脑部图像去帮助启发患者。看上去，是脑部的问题导致了侵入性的念头，那么通过加强患者不屈从于强迫冲动的决心，有可能确实改变他们脑部的化学物质，从而改善其病情。

41 岁的本杰明，是一个大型学区的行政官员。他的强迫症状表现为对周围环境的整洁和秩序十分苛求。本杰明脑部的照片参见本书第 84 页的图 3。他清楚地记得研究人员在拍了他的脑部照片之后，展示给他看其脑袋已经过度发热的证据。"天哪，这对我确实是一个打击！"他说："真是困扰啊，当我得知自己竟然有脑部失调的情况，也就是说，我并非完美。在一开始，这是很难接受的。"与此同时，看到照片对他理解自己患有强迫症这一事实具有重大的意义。用他自己的话说就是，"有无可争议的证据表明，我的确患有精神障碍。"通过参加我们在加州大学洛杉矶分校的康复计划，本杰明掌握了四步骤行为认知自我治疗法。六年后的今天，他的症状已经基本控制住了。在工作和人际关系方面，他都能很好地胜任自己的角色。

理解了强迫冲动形式和实质的不同，就朝着理解大脑的功能障碍才是强迫念头的罪魁祸首这一事实迈出了第一步。还记得芭芭拉和她对咖啡机的强迫性担心吗？她对咖啡机是否真的关好了的怀疑和担心到了发狂的程度。那是她的强迫观念的内容。表面上看，那是她的问题。但在治疗中，无论是对我们还是她自己，有一点很快就变得显而易见了，真正的问题在于她不能驱除总是觉得咖啡机还开着的那种感觉。芭芭拉每日被这种忧虑折磨成百上千次，我们从中得以窥见破解强迫症秘密的重要线索：即使她手上握着已拔掉的电源线，仍然会止不住地担心！

同样，布莱恩明明清楚新电池不会泄漏酸性物质。可是，如果有人在他的办公桌上放一节电池，就能把他逼疯。他说："有个同我一起上班的伙计见过那些在越南战场穿越枪林弹雨的人。在他看来，那些人脸上的神情，也无法与我表现出的恐惧相比。"

多蒂知道，即使她不去完成某种强迫行为，她的儿子也不会因此而失明。但如果她正好碰上了一档有盲人出现的电视节目，还是不得不连衣服都没脱掉就匆忙跳到淋浴喷头下面。

真正困扰芭芭拉、布莱恩和多蒂的其实是，自己怎么竟会为这些荒唐事而忧虑至此呢。

　　我们很可能永远也不会知道个人为何会变得对不同的对象耿耿于怀：如芭芭拉对咖啡机、布莱恩对电池酸和多蒂对眼睛的固着心态。虽然弗氏理论也许可以提供一些线索，但是弗洛伊德本人认为，这些类型的问题其实源于"体质因素"，意指生理因素。今天，许多弗氏派系的精神病学家承认，就算理解了症状心理层面的内容——即那些深层次的内在冲突，使得一人害怕会引发火灾，而另一人则担心会暴力伤害他人——对减轻症状起到的作用也是微乎其微。为什么会这样呢？因为强迫症的症结已经由它的形式表现出来了：令人不安的感觉不断地侵入脑海并滞留不去，真正的罪魁祸首在于脑部神经系统的失调。

　　一旦患者意识到病症的本质，就已经被更好地武装起来，准备去执行通向康复之路的行为疗法。只要知道，"这不是我，这是我的强迫症在作祟"，就掌握了一个可以减轻压力，从而更有效地专注于康复进程的窍门。不时地，我们会提醒这些病人，他们做的并非无用功：一次又一次地将巨石推上山顶，巨石却会自动滚落下来。他们实际上是在改造这座山。他们在改变自己的大脑。

你的行动才最重要

　　大脑是一个复杂得不可思议的机器，其作用在于制造感觉和知觉，来帮助我们与外在世界沟通。当它工作正常时，你很容易判断说"那就是我"；而当大脑开始发送那些不容易识别的错误信息，就像强迫症的情形那样时，一场浩劫就要开始了。

　　这正是全然觉知（Mindful Awareness）—— 一种可辨别虚假信息的能力——能够帮上忙的地方。我们已经从强迫症患者那里了解到，直面脑部发出的误导性的虚假信息，人人都可以通过观察，去做出相应的行为层面的调整。这就好比收听一台充斥着干扰杂音的广播节目，如果你不注意听，听到的会是那些有误导性的或毫无意义的部分。而如果专注去听，就会发现那些不经意间整个错过的内容，特别当你接受过如何去收听的训练时。在获得正确的指导之后，你将具备这样的能力：在混乱和干扰中找到真正的现实。

我想说："真正重要的，是你的作为，而不是你的感觉。"因为当你去做正确的事情时，感觉的改善将是必然的结果。要是整天都沉浸在不良情绪中不能自拔，你将很难展开实际行动，想得到改善更无从谈起了。将注意力集中于心理和身体的行动上——这就是本书向你建议的行动哲学，这是通向解开脑锁的光明之路。

当然，四步骤法并非魔法公式。正确地给强迫冲动冠名——给它贴上标签——你并不能一下子就将它撵走。不切实际、过于理想化的一厢情愿——希望马上就能康复，其实是导致失败的主要原因之一，特别是在疗程刚开始的时候。我们的目标并非让强迫观念自动消失——它们不会，至少在短期内是如此——而是控制你对它们的反应。在实际操作四步骤时，你将学会行为疗法的行动纲领，这将帮助你更好地牢记前面提到的极其重要的原则。主要利用掌握的新知识，在心理层面上重新组织行为上的反应，且要对自己说："这不是我，这是我的强迫症"，做到了这些，你将改变自己的大脑，重新赢回掌控权。

记忆要点

- 强迫症是一种与脑部生化失衡有关的病症。
- 强迫观念是指侵入性的、令人讨厌却又滞留不去的念头和冲动。
- 强迫行为是指那些为了消除强迫观念引发的不适感，人们所实施的徒劳而无益的行为。
- 实施强迫行为只会使强迫观念变得更严重，特别是就长期性的后果而言。

- 四步骤法教会你重新组织自己思维方式的方法，去应对强迫冲动：这个办法将帮助你将注意力转移到更有建设性和积极意义的事情上去。
- 行为改变了，大脑也会随之变化。当你的行为转移到有建设意义的事情上时，脑子里的不适感就会随着时间开始减弱。这样，掌控你的反应就变得更容易了。
- 真正重要的是你的行为，而不是你的感觉。

第一部分

强迫症治疗四步骤

引领你穿越旅程的名言警句

（按年代顺序）

不轻易发怒的，胜过勇士；治服己心的，强如取城。

——所罗门王，《箴言》16:32

你们自己应当努力，诸佛只是导师而已。

——佛陀 南传《法句经》第 276 偈

不要自欺，神是轻慢不得的。人种的是什么，收的也是什么。

——圣使徒保罗，《加拉太书》6:7

天助自助者。

——本杰明·富兰克林，《穷查理年鉴》，1736

第一章　步骤1：重新确认

"这不是我，这是我的强迫症"

步骤 1：重新确认
步骤 2：重新归因
步骤 3：重新聚焦
步骤 4：重新评价

步骤1：重新确认回答了这个问题："这些困扰人的侵入性念头到底是什么？"需要牢记的要点是，你必须对这些非你所愿的想法、冲动和行为进行重新确认，按照其本来面目来称呼它们：它们就是强迫观念与行为。你要有意识地做出努力，使自己坚定地扎根于现实之中。要努力避免落入强迫症的陷阱，你总感觉到不得不去再次检查、数数或清洗，而实际上毫无必要。

你的这些念头与冲动实际上是强迫症的症状——这是一种医学意义上的疾病。

《远端》   作者：盖瑞·拉森

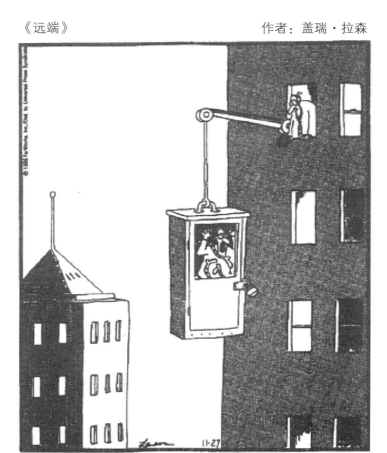

盖勒教授与他的备受争议的治疗技术：患者同时面临对高度、蛇和黑暗的恐惧。

　　如图所示，盖勒教授表达了他对如何去"治疗"那些被侵入性的吓人念头折磨的病人的看法。他实际上说的是行为疗法中的"洪水满灌"疗法，只不过改用了漫画的形式。不幸的是，这个可怜人的结局很可能是发疯而不是得到治愈。

　　加州大学洛杉矶分校的团队与患者一起，通过实施行为疗法（有时需要药物配合），已经取得了很好的效果。我们运用的并非盖勒式的非生即死的方法，而是一种长期的自我引导的治疗办法——我们称之为认知－生物行为自我疗法（cognitive-biobehavioral self-treatment）。

我们与病人的第一次咨询往往是这样开始的，病人会解释发生在他身上的许多尴尬事："医生，我知道这听起来很疯狂，但是……"

病人接着就开始描述他的一些经典的症状：强迫性的清洗或检查，非理性的暴力或亵渎神明的念头，感到大祸临头除非赶紧去做一些古怪且毫无意义的仪式性行为。

而他们通常也清楚，没人应该整天被这些荒诞的念头纠缠不休。他们感到屈辱和黔驴技穷，自尊心严重受挫。与此同时，强迫症极有可能已经大大削弱了患者的工作能力和社交能力，患者为了掩盖自己的糟糕举止而不得不远离家人和朋友。

这不是精神失常，这是脑子被锁住了

在治疗中，患者首先被明确地告知，诊断结果是他们患了强迫症。大脑发出了错误的信号。我们也给他们出示了患有强迫症大脑的照片，以证明症状是与造成脑前部内侧过热的生化问题紧密相关的。

简言之，强迫症患者的问题在于脑子被锁住了。大脑卡进了不当的凹槽之中。而行为疗法就是这把能打开脑锁的钥匙，这其中的第一步，就是重新确认。

重新确认意味着，你用其真实的名称——强迫念头与冲动，来称呼那些滋扰你的不愉快想法和冲动。不仅仅是令你难受的感觉——譬如"可能是脏的"，它们一刻不停地啮咬着你，也不单单是想去检查第四次或第五次的冲动，而是令人极其难受的强迫冲动。

这是一场战争，而对手是强迫症。在回击的过程中，牢记对手的真实面目是至关重要的。患者有一件强有力的武器：了解到"这不是我，这是我的强迫症"。现在，你可以持续性地去阻止强迫症混淆你的视听了。

你可能会说，那敢情好，但强迫症是有自我意识的，它根本就不会闭嘴。对此我的回答是："它会的，可这需要时间。"无论你如何祷告，它都不会马上消失，咒骂抱怨也同样无济于事。

如果你真想祷告，那么你应该祈求的是自我帮助的力量。天助自助者，更合理的信念是，命运会帮助那些付出努力的人们。这意味着你应该集中注意力去做正确的事情，而不要过于在意感觉和舒适的程度。也就是说，尽最大的努力，做好一件工作！

与此同时，当你开始自我治疗的时候，也就开始接受那些你无法改变的事情——至少在短期内是如此。你了解到重新确认的工作并不会令强迫症马上消失，这一点非常重要。然而，当你识别了它的真相，你已经汲取了力量，变得更为强大了。

渐渐地，你将不会那么在意那些困扰你的念头是否消退殆尽了，因为反正你也不会再听它们的话了。此外，你越是看低强迫症的重要性，你的自我掌控感就越强，你也就越是远离它对你的摆布。相反，你越是看重它，期盼和恳求着希望它放过你，症状就越发变得强烈和严重。

反驳强迫症

强迫症是这样一个非常狡猾的对手，它是非常善于自我掩护的。它会否认它只是你大脑发出的错误信息。你会说："飞机不会因为我没有再次洗手就坠毁。"但强迫症会说："啊，会的，许多人都会死。"既然你知道事情的真相，现在就是需要你拿出信心和表现出力量的时候了。

千万不能听强迫症的话，你承担不起这个代价。如果在某天坐下来，想着强迫是否将入侵自己的生活，这只会带给你更多的恐惧和痛苦。你会说："试试看，强迫症，看看你到底能不能让我再多洗一次手。"

可接着你将被永恒存在的不确定性所包围。"我怎么会如此肯定这不是我而只是我的强迫症呢？"嗯，也许不能从纯粹哲学角度的保证说在洗手和飞机失事之间不存在任何可能的关联，但是，我可以担保，如果你这一次做出了让步再次去洗了手，事情会变得更糟，症状会变得越发严重。

反之，如果你将注意力转移到其他事情上，不去理会强迫症，只要几分钟，你的一些恐惧和担心就开始减退了，而你将得以看清强迫症非常荒谬的本质。

要做的决定再清楚不过了：听强迫症的话，让它破坏直至最终彻底摧毁你的生活，或者做出还击，告诉自己不出几分钟，就能开始变得越来越肯定：飞机不会因为你没有再洗一次手或再检查一下门锁就去撞山，汽车也不会因此而撞毁。

要让真理胜过谎言，你需要付出实在的努力。

只不过是化学物质失衡了

在加州大学洛杉矶分校，我们的病人常常会找到极富创造力的方法来运用四步骤法——重新确认、重新归因、重新聚焦以及重新评价。

在使用行为疗法成功地控制了症状之后，切特现在在一所牙科学校就读。他当时的强迫观念是一些暴力内容的念头：如果见到了火，他就会想到是自己引发的，如果听到小城的另一边有人被枪打死了，他就会强迫性地想自己就是凶手。他一边漫无目的地乱走一边对自己说："唉呀，你只是一个一团混乱的家伙。你是一个坏蛋。"

一份没有前途的工作加上还背负着债务，这些因素使得他的紧张加剧，强迫症状也变得更为严重了。压力和紧张一般都会使强迫症加重。

一开始，当切特运用"重新确认"这一步骤，告诉自己他的这些与暴力相关的念头只是症状时，他的强迫症会反驳道："哦，可它让你难受了？为什么呢？也许是因为你很可能会这么做。"在了解到强迫只是一种脑部生化失衡导致的症状时，他最终能够对自己的症状说："别再诡辩了！这只是个化学物质失衡的问题。"

合理预期是"重新确认"这一环节中的一个重要步骤，切特很好地理解了这一点。看电影中间他知道快要播放到暴力场面时，就会对自己说：

"好，我的强迫观念又要来了。"而当他这么去做了的时候，强迫观念来得并不那么猛烈。

在与强迫抗争的过程中，切特既十分重视实效，又非常理性。他开导自己：虽然很希望能再高15厘米，但光是有这份心愿并不能真正让个头长高，而自己现在也已学会了矮个子的生存之道。对付强迫症也是一样的：光是心中期盼并不能让病症消失，而自己也能够学会与强迫症相处。

切特还找到了一个妙法来战胜强迫症：每一次被强迫念头袭击时，他会特意为自己的未婚妻做点美好的事情——送她玫瑰，或者为她下厨。当强迫症想整惨他的时候，切特会通过让爱人高兴的方式让自己也开心起来。

不偏不倚的旁观者

要真正掌握"重新确认"的精髓，光机械地耸耸肩说"这不是我，这是我的强迫症"是不够的。全然觉知必不可少，它与那些简单肤浅的意识的不同之处在于，它要求你必须有意识地去辨认正滋扰你的不良情绪并相应地在心理上做下记号，将它重新确认为由脑部错误信息引起的强迫症状。当这股恶性情绪席卷你的时候，一定要对自己说："我不认为或感到自己手脏；确切地说，是我患有的强迫观念说我的手脏。""我并不感到有必要去检查门是否锁好了；确切地说，是我患有的强迫冲动让我去检查那把锁。"如果这样去做，强迫冲动虽不会立即被赶走，但你却为积极对付强迫想法和冲动打好了基础。

18世纪苏格兰哲学家亚当·斯密在他的著作中，逐步提出了"不偏不倚、见识广博的旁观者"这一概念，指的正是这个"内在的人"。这个人十分清楚我们的情绪和当下所处的情境，可是依然可以立于旁观者的角度，或者说扮演一个不偏不倚的观察者，其实我们每一个人都可以找到心中的"他"。这实际上是另一种理解全然觉知的方式：它增强了我们去做心理标识的能力（譬如能够说"这是强迫症"）。

在重新确认这一环节里，你将运用到不偏不倚的旁观者 (The Impartial Spectator) 这一角色——作为《道德情操论》一书中的主要特征，亚当·斯密也使用过这个概念。他将这个"不偏不倚的旁观者"定义为跳出自身和自我观察的能力，这与古老的佛陀所言的全然觉知在精神运作层面的本质是完全一致的。当患者退后一步对自己说："这只是我的大脑发出了一条错误信息。如果我改变自己的行为，就能在实际上改变大脑运作的方式。"他们已经在借助内心"不偏不倚的旁观者"的指点。观察强迫症病人如何从一开始对其心理障碍的肤浅理解，转化到一种深度的觉知状态，使得他们可以去克服焦虑和恐惧，在精神层面上重新组织更合理的应答，并调整改变自己的行为。这个过程就是克服强迫症的基础。

一旦患者掌握了行为疗法并决心改变自己对侵入性的痛苦想法的反应方式，而不再去进行那些病态的行为，也就下了决心："我打算不再去洗手，而是去拉小提琴了。"但是，从一开始，他也就被恐惧和担忧所紧紧抓住了，很可能还有灾难性联想，譬如，"但如此一来我的小提琴也就被弄脏了……"

亚当·斯密深知，在痛苦的情境下要保持这个不偏不倚的旁观者的立场是一件十分不容易的事情，用他的话来说，"这需要十分艰辛的努力。"为什么呢？因为当你被那些扰人心神的疑虑和精神紊乱围剿包抄时，要把精力转移集中在一件有意义的事情上该有多难。

当然，去实施强迫行为一直到令你自己都难以忍受的地步，同样会使你筋疲力尽。而这种耗尽是没有任何正面回报的。你留意到这个不偏不倚的旁观者的存在，你的行为是在留神状态下完成的，这些都使得你的大脑以一种明显不同的方式在运作了。这就是解开脑锁的那把钥匙，也是我们在加州大学洛杉矶分校的科研工作显示的成果。

谁在掌握？

有时候，因为痛苦过大，并且做出的努力太让自己精疲力竭，你不得不屈服一下，去做强迫行为。那么就将它视为后退的一小步吧。告诉自己下一次你将战胜它。正如病友杰里米所言，"即便暂时输了，你也在胜利的进程中——只要你能坚持下去。只要你用全然觉知来接纳强迫症这个对手。"

安娜是一名哲学专业的学生，她描述了自己是如何运用重新确认这一步骤去同总是担心男友（现在是她丈夫了）不忠的强迫观念较量的。尽管她也很清楚自己的担心并无事实依据，但她还是忍不住用一个又一个的问题轮番轰炸他。她急于知道，他过去的恋爱史是怎样的，他是否看过色情杂志，喝什么酒，酒量多少，吃的东西都有哪些，一天当中的每一时刻都在什么地方。安娜这种无休无止的审问使得他们的关系濒于破裂。她回忆道，"征服症状的第一步是学会重新确认我的那些想法和冲动。第二步则是将它们重新归因于强迫症。在我的治疗过程中，这几个步骤是紧密关联的。从理性的层面上，我也知道强迫的原因是我脑子里化学物质失衡，由此引发的感觉或多或少都是些无意义的症状罢了。可是，理性上清楚是一回事，而当被病症猛烈攻击的时候，能够清醒地说出你此时此刻的感觉根本就不重要则是另外一回事。"

强迫症最让人难受的一点在于，当被症状包围的时候，你的担忧、冲动以及强迫观念看起来都是那么至关紧要的头等大事。因此，能够与它们保持足够大的旁观距离并识破它们就是症状的真相绝非易事。

在安娜学习使用重新确认的早期阶段，她的男朋友盖伊不断地提醒她说，她的这些观念"就是强迫症"，然而，他并不总能使她信服。随着时间的推移加上不停地练习，用她自己的话来说，"我变得擅长识别什么是强迫症，什么才是有实际意义的担心和焦虑。这使我能够在强迫症的陷阱边缘搭救自己。强迫观念之类的想法袭来的时候，我不再像以前那般忧虑紧张。经常，我的视线已经可以越过强迫念头的桎梏，我告诉自己：'再纠缠于这个念头不会有任何的好处。这些我以前都经历过了，被病症的伎俩蒙骗实在是一点意义都没有。'这么做可以带来一些安全感，也令我得以从症状中抽离。"安娜还发现，在一刻钟到半小时内，这个侵入性的念头——或者至少是这个念头引发的剧烈不安感——就会消散。

　　沉浸在儿子会失明的这种强迫观念里的多蒂，也运用了这个句子"这不是我，这是我的强迫症"。重新确认这一步骤在阻击强迫症的过程中给予了她最大的帮助。"并非简单比如只是凝视着它、识别出它，并且说：'好的，这只是一个念头，全部真相不过如此。'大多数时候，这样做是有效的，而有些时候，也得经过一番艰难的挣扎。要我说，强迫症患者只有在找到了仙丹之后才可能去掉这个病。"可是，通过贯穿全书的故事你将会了解到，在与疾病斗争的过程中，你所获得的力量是任何灵丹妙药都没法给予的。

　　不能停止洗手的杰克，就一直在寻找这种魔药。(他的想法很简单)"这里是美利坚。你只用服下一片药，生活就会变得万事如意；你就成了一个全新的人，譬如变得更有闯劲了，或是更和气了，或是更苗条了，等等。"但是，当药物未能令症状缓解，副作用却变得让人越发难以忍受时，他只好来寻求认知行为疗法的帮助。对他而言，重新确认的第一步就是认清他这样不停洗手的荒唐性，并且说服自己这是不合理的。当他在家时，几乎不间断地一直在洗手，但在外出的时候，洗手的重要性就会降低。"在接受行为治疗时，我想到，'先别急啊，你想想看，你去到卖快餐的地方，也不洗自己的手，然后你或者是卖东西的都接触了钱，可是并没有什么糟糕的事情发生在你身上啊。而且即便是你想去卫生间洗手，如果不碰触门把手，也很难出来啊。'"杰克有的并非一双脏手，他有的只是强迫症，而现在他开始用理性的思维去克服症状。

　　对咖啡机产生强迫思维的芭芭拉，认为全然觉知可以帮助她去实现重新确认这一步骤。"当我不停检查的时候，通过故意地使自己进入到一种感官意识或心理感知的状态，我可以从症状发作的现场走开，即便我仍不能确认机器确实关好了，至少我有一种真切的把握，那就是我已经检查过了。同时我也学会了，在诸如炉灶仍未关好这类可怕的不确定性纠缠着我时，对自己说：'这不是我，这是我的强迫症，是这个病让我感到总不能确定。尽管我感觉炉灶仍未关好，但是我已经仔细地检查过了，现在就应该走开。最终我的焦虑指数会下降，实际上，一刻钟以后，我对炉灶已经关掉的确定性就会进一步增强。'"如果你也有检查强迫，就应该格外留意芭芭拉的描述，她给出了非常好的建议，教你如何去检查避免落入它的陷阱。

对刀具产生恐怖强迫思维的劳拉，则学会了告诉自己："劳拉，它不过是一个强迫观念，并非现实。你受到惊吓只是因为它看起来令人毛骨悚然。这只是一种障碍，就像其他的病症一样。"在你理解了强迫症是一种疾病、强迫观念则是一些没有现实含义的错误信息之后，"强迫症的冲击力就会有所降低"——劳拉现在学会了这一点。强迫观念并没有真正掌管你的意志，你其实一直都可以控制——或至少是修正——你对症状的反应。

在苏联工作时，詹妮患上了可能遭受核污染的强迫观念。了解了原来是脑子里的生化问题在作祟，用她自己的话来说，帮助她减轻了不少负担。"我以前一直都很生自己的气。'在生活中的许多方面，你都可以算是成功人士，怎么还会有这样的问题呢？'我总是感到自己是大错特错的，因为我甚至都不能对自己进行精神分析。从来也没能搞清困扰自己的真正因素是什么，也找不到有帮助的咒语或是合适的神经科医生之类的。"如今，当症状再次袭来的时候，她会告诉自己："我知道它是什么。"大多数情况下，她的生活由此得以回到正轨。

老是担心开车途中撞到了人的罗伯塔说："我仍然有非我所愿的想法，但是现在它们变得可以控制了。现在，当驶过障碍物时，我会告诉自己那只是一个障碍物。而我撞到了人的想法是一条错误信息。它是强迫症，并非我自己！我试着不去回头望或是回头查看。我强迫自己继续向前开。我不再害怕开车了。我了解到，若强迫念头出现，我真的可以对付它。而当倦怠泄气时，我甚至会大声说出来：'这不是我，而是症状！'接着我说：'好的，罗伯塔，就这样继续前进。'"

杰里米是一位志向远大的年轻编剧，在接受了 8 个月行为治疗之后，现在他的症状大部分都消失了。他想要说的是："脑子里空了什么也不想，我仍然会感到无端的焦虑，这让我难受，但是要成为一个自由的人，这是必须付出的代价。"

从孩提时，杰里米就被没完没了的碰触和检查强迫症完全控制了，他担心如果不这么做，家里人就会毙命，他将"因此被打入地狱"。家里变成了充斥着仪式性行为的"行刑室"。十多岁的时候，杰里米就已经学会了用酒精和药物来自我麻痹。直到成年初期，在匿名戒酒会的帮助下，他得以戒除酒瘾，可从此又患上了一种新的强迫症，老是担心自己吃下的食物中是否含有酒精。造成他强迫的对象可能是一包快餐食品或其他的什么，完全没有逻辑可言。

在健身房的时候，杰里米会想象有人在服用药物和酒精后又来使用这些健身器械，这样一来，如果他接触了它们，也会多多少少吸收进这些物质。在公共厕所，他会被这样的念头震住：那就是，如果在他之前，正好有一个醉汉才在这个马桶里呕吐过，那么那些酒精将会通过某种不可思议的传播途径进入他的身体！从情绪上到精神上，这个可怜的人都已经被强迫症折磨得筋疲力尽。当他第一次来到加州大学洛杉矶分校寻求帮助的时候，他说："我感到自己刚刚穿行在枪林弹雨的丛林中。"

在治疗的过程中，杰里米随身带着一本记事本，上头写着"尾状核"几个字。尾状核正是脑子里不能恰当过滤掉强迫念头的地方。这样他可以不断提醒自己，是脑子里的线路出了问题，自己患有强迫症。这有助于他保持警觉——即不得不通过自己的精神力量来筛查强迫念头。"一旦痛苦有了个名字，"他说，"情形要变得好一些。"这些在精神上的标识最终使得他大脑的过滤系统得以越来越好地运作。

之前我曾提到过的重新确认这一步的分步骤：预期。重新确认的另一个分步骤则为去接受。杰里米对这两个分步骤都已经十分擅长。在开始治疗前，他曾经终日生活在恐惧和担心之中，想象自己由于某种胆怯的行为，从夜班执勤职位上被解雇了。在接受行为疗法之后，现在的他可以对自己说："没什么大不了的，根本没有完美的人。就让他们开除我好了，我会找到另外一份工作。最坏的情形？我会到收容所吃饭。那个乔治·奥威尔不是也有过这样的经历吗？他后来还就此写了一本好书呢（《那些在伦敦和巴黎流离失所的日子》）。"另外，即使在吃的东西里真的含有酒精，他也会潇洒得多："不过是个无心之过啊，又不是故意的。"他不会再被沉重的负罪感折磨，也不会无休止地自我拷问了。

从强迫症状解脱出来之后，杰里米意识到其实好多人都有与自己类似的经历。"多年以来，强迫症完全统领、占据了我的生活，我几乎不能考虑其他任何事情。现在我不禁有些怀念起它来。"不过这种不适应为期很短，很快这个空白就被他用积极健康的行动填补了。

处方：行动

学习如何克服症状就像是学骑自行车一样。一旦学会，终生不忘，但是要想越来越好地驾驭它却是需要实践和练习的。尽管有时你会跌倒，但是还得爬起来继续前进。如果就这样放弃，那么永远都学不会了。许多病人发现，正如在学习自行车之初，安装一个尾翼平衡轮是很有帮助的，吃药恰恰能起到这样的用处。结合行为治疗，药物疗法展示的成功率达80%。

在没有取得治疗成效的患者中，绝大部分是因为他们斗志沉沦、甘愿认输了。非常重要的是，你不去实施强迫行为的同时，告诉自己说："我不能避免它，它要比我大。"若你感到症状铺天盖地而来，你实在是不得不听命于其指使，也是可以的，只要你别忘了提醒自己："这是强迫症状。下一次，我将要挑战它。"

被动状态是你的敌人，而积极行动却是你的良友。最大的敌人在于无所事事。找到一些你真正必须要去做的事情——它们较之于毫无意义的仪式行为要重要得多——是一个绝佳的驱动因素。无事可干的人不可能发展调动出精神上的力量去为大脑换挡，去从事积极的行为。如果你在赶去上班的途中想返回家去再多做一次检查，考虑到可能会因此失去工作，你会产生最大的动力来督促自己继续前进。而当你将自己拔出泥沼的时候，你就是在治疗自己的症状了。闲散无事的确是症状的生产车间。如果你不是忙着上班，至少可以找一份义工的工作，关键在于使自己忙起来。手上总有有意义的事情要去完成。成为一个有益于别人的人也会提升你的自信心，驱使你进一步地好转，因为你为人所需。这也将极大地帮助促进完成重新聚焦这一步骤。

一些人因为太忧郁而不能工作。忧郁经常（并非永远都是）与强迫症状相随相生。如果你睡眠的习惯有很大的改变，夜间会间歇性地醒来、饮食失调、体重减轻、无精打采并有强烈的自杀念头，你可能患上了严重的抑郁症。如果真是这样的话，必须立即去看医生。

正如你所知道的，听从症状的吩咐只会让你得到片刻的缓解，接踵而至的却是强度递增的强迫冲动和念头——这是一个实实在在的恶性循环。

在治疗了 1000 名病人之后，我发现强迫症状最让人惊奇的方面之一在于，患者持续性地被他们内部的不安感所惊扰——什么地方可怕地出了错，炉灶没关好，或诸如此类的——不管一天内这个念头要出现多少次。也许经过一段时间，他们都能适应电击的刺激，却永不可能习惯强迫症状的恐惧和冲动。这也是为何全然的觉知、精神上的标示，会如此的重要。通过第一步骤重新确认，你将会提升自己的觉知洞察力。你在自己身上会发现一条又一条的强迫观念和一桩又一桩的强迫行为。

在重新确认之后，许多病人会问："它到底搞的什么鬼，老缠着我不放啊？"这背后的原因只是因为你大脑中的线路传输的故障。而抗争并非在于使这种感觉消逝，更不是为了最终不得不屈服于它。情感上的理解不能使你的强迫症状奇迹般消失，但是认知—生理疗法的结合可以帮助你管理你的恐惧。如果你可以利用书中的自我疗法度过最初的几个星期，你就已经掌握了所需要的工具。你会变得比强迫症更为强大。掌握了这些技巧，就像是在大脑中拥有了健身器材。你会健壮起来。强迫症是一种慢性疾病，你既不能逃离，也无别的捷径可走，但是，你可以做出回击。

病人常会对我说："在感到需要一遍遍地去清洁衣物时，如果有人帮我来洗就好了……"他们以为那样就可以止住症状了，而这样的想法实际上是大错特错的。还记得霍华德·休斯吗？他就是这么做的。可结果呢？强迫症是贪得无厌的。强迫行为无论做多少次都不会觉得够。即使你请人来做，也还是一样。做的次数越多，情形就越糟糕。重点不在于是你自己来洗衣物还是请人来洗。屈服于症状的实质还是一样的，这使得情况会进一步恶化！

在《霍华德·休斯：不为人知的故事》一书中，彼得·布朗和帕特·布罗埃斯克提供了更多的证据证实了休斯关于病菌和污染的强迫观念导致了他非理性的行为。我们现在知道了他的那些作为只会使得症状更为严重。有一段时期，休斯每周都会宴请他的朋友——黑帮人物卢卡奇·卢西恩诺和巴格西·希吉尔。他强迫性地认为，这些流氓身上带着病菌，所以就在橱柜中置放了一套特殊的餐具，专门是为了请这些人吃饭而预备，而且是一次性的。休斯曾与凯瑟琳·赫本和加利·格兰特在洛杉矶的一座房子里同住。一天晚上，遇到管家正在逐一粉碎那些餐具的赫本，忍无可忍地与休斯冲突起来："这实在是荒唐！病菌根本就不是这样传播的。"但不以为然的休斯反唇相讥道："你自己每天都要洗 18 次澡，哪有资格来说我！"

赫本自己也有可能是一名强迫症患者。我们知道，同病相怜的人彼此吸引并非什么稀奇事。首先，找到一个可以理解这份苦恼、可以倾听心声——"为什么我会做这些古怪事"——的友伴，是可以给予人慰藉的。强迫症患者知道自己的行径是有一些奇怪的。所以，遇到一个相似的人常会令他们感到安慰。在加州大学洛杉矶分校，我们是最早在全美开设强迫症行为治疗小组的。

这个小组每周在我们这里碰头一次，参与者可以随心所欲地倾诉他们最离奇的念头与行为，交流各自锤炼自我疗法技术的心得体会（四步骤法允许大量的个人创造性空间）。在一开始的时候，曾经有过这些聚会是否与我们的初衷南辕北辙的顾虑：因为有过一些本来是好意的病友支持小组，参与者却陷入了一种病态的竞争，看谁的病情最严重。此外，好几个患者也向我表达了他们的担忧，害怕会受到暗示的影响，将别人的症状也揽到自己身上。而通过近十年的小组聚会，这些担心被证明都是多余的。

在我们的支持小组中诞生了许多的成功故事，其中主人公之一是多明戈，当他还在墨西哥时，就已被诊断出患有强迫症。刚来我们支持小组时的多明戈，完全被病症压得喘不过气来。他的为时超过 15 年的症状，包括了每天要洗 5 次以上的澡以及同时对强迫性洗澡、检查和吃东西的恐惧。最离奇古怪的还是关于手指甲被缚上了刮胡刀片的强迫思维。这使得他不愿意去穿包括一件他很喜欢的、十分别致的摩托车夹克衫在内的一些衣服，他总担心它们会被他想象中的指甲刀片割成碎片。他说："我也不能碰小婴儿，他们太娇嫩了。至于我的狗，我可以跟它玩但不能碰触它的脸和眼睛，我害怕会将它割伤。"有时候，在多明戈和太太同房的时候，他也会退却，生怕碰到了她，特别是她的胸部。他说："我想我就要割伤她了。我没法不认为我身上带着刀片，当这么想时，我的手会颤抖起来，肌肉也变得十分紧张，然后我不得不退缩了。虽然我亲眼所见并无刀片的存在，但心理上总不相信。接着我不得不问她：'你还好吗？我伤到你了吗？'"

通过治疗，他明白了一个基本的事实："无论是从身体上还是心理上，你都必须要比强迫症更强大，不然，它会将你生吞活剥。它可以使你只能待在床上，然后像一棵蔬菜那样腐烂掉。"大部分日子里，当要去清洁或是检查的强迫冲动袭来时，他能够对自己说："这不是真的。你必须停止。你还有事情要做。"

多明戈让他自己来做个选择："是俯首听强迫症的话呢，还是不理它去做我应该要做的事情？我告诉自己，'尽管这么做会让我感到非常痛苦，但我也不得不这么做下去。'我闭上眼、深吸一口气，忍受着痛苦去做我应该做的事情——用最大的力气把我自己拨到正路上。"

多明戈具有可以相当清楚地区分正常行为和强迫症行为的能力，这使他可以聚焦立足于现实生活。他提醒自己说，一个美丽的女人选择成为他的妻子，并且视他为与众不同的人。"看一看你所取得的成就吧"，他对自己说，"这才是你应该好好把握的现实。而那荒诞的念头，你现在就必须停止它。你没有别的选择。如果你不停下来，它会成为你的主宰，而接下来呢？"多明戈深知，如果他屈服于强迫冲动，它们会没完没了地在他脑子中延续下去，汲取他所有的能量，乃至耗尽他的生命。他将此称为"脑循环"。

他也清楚地知道，即便他的强迫症永远也不会治愈，他现在也拥有了主动权。"以前，我的强迫行为根本数不过来。一桩才消失，另一桩随即又产生了。而眼下我很清楚到底同哪几条症状在斗争。以前，它们会随时随地地出来阻击我，我完全没有还手之力。而现在，我很明白在哪个环节它会设下陷阱、诱发我的症状。我已经做好了准备。我不会再去听强迫症的话，因为它是虚妄的。我会很快地就让它过去了。"

对着录音机倾诉

我们强迫症支持小组中的另一名常客是克利斯朵夫——一个年轻而虔诚的罗马天主教徒。有超过 5 年的时间，他一直在同症状引发的亵渎神明的念头在苦苦抗争。在一次去欧洲的朝圣之旅中，他去拜访了一处有报道说圣母玛利亚曾在此显形过好几次的圣地。他的此番觐拜本来是为了寻求自我灵性的增强。让他感到很恐怖的是，有一天在一间小教堂里，他突然发现自己竟然在想："圣母玛利亚是一个妓女。"他随即被深深的悲伤和羞耻感淹没了，忍不住痛哭失声。回家之后，这些亵渎性质的念头仍然层出不穷。从圣水他会推念到，那是"肮脏的水"，而圣经是一本"肮脏的书"，教堂则是一些"肮脏的房子"。做弥撒的时候，那些神圣的雕像会在他的想象中变得赤身裸体。在他被强迫症大肆围攻的脑子里，牧师也变成了"无赖和恶棍"。克利斯朵夫后来发展到了只要看一眼教堂就会瑟瑟发抖的程度。

在绝望中，他去一家精神科病院登记入院，在那里，他被诊断为妄想症，且被质疑为是否"魔鬼附身"。又折腾了两年之后，他才被正确地诊断为患有强迫症。

不少病患感到录磁带是一个有用的工具，能够帮助他们更好地实施重新确认这一步骤，克利斯朵夫就是其中的一员。这个简单而有效的技术是由英格兰的保罗·萨科夫斯基和艾萨克·马克共同开发的，任何人都可以在家里操练。你总共需要的只是一个留言机用的小磁带（30秒、60秒或者3分钟长的都可以）、一个收录机以及耳机就可以了。要点是录下你的强迫思维，将它重复多遍，然后反复聆听它，一次大约听上45分钟。如果磁带自己会反复播放，你也不用倒带了。

克利斯朵夫建议，在磁带录音之前，将复杂的强迫思维用短故事的形式记载下来，借此制造一个你最担心的可怕后果变成现实的情节。譬如，如果有疑虑和宗教方面的强迫思维，让上帝将你击打致死并将你扔进火里；如果你有担心要去犯罪的强迫思维，就让警察来逮捕你好了，你的余生都会在铁窗里度过；如果你害怕脏和细菌，就想象一下掉进了污泥潭或是得了某种细菌传播的疾病，病死了。重要的是要让你的强迫观念尽可能地展现它愚蠢而荒谬的面目。按照你的焦虑指数从1—10的不同，一个45分钟听录音的进程在一开始时，应确保你的焦虑程度在5—6的范围。

克利斯朵夫的另一条心得是："我偏好于用大些型号的录音机。我发现如果是用小的随声听的话，经常会忍不住要起来做些其他的事情，因为随声听很容易带着走，而这样的话会影响治疗的效果。大录音机使得你只能坐在那儿。"如果你觉得有旁人不方便时，当然可以戴上耳机。

使用磁带的要点在于，先让你的焦虑到达峰值，然后再等它退去。每天听两次磁带，一连听好几天，为期一星期左右。"最终，"克利斯朵夫保证说，"你会到达再也难以忍受继续听下去的一个极限点：并非由于它太过掀起你的紧张和焦虑，而是因为你觉得它简直是太沉闷无聊了。这也是为何会取得疗效的原因。"他还认为，每 10 或 15 分钟的间隔就记录一下你的焦虑指数，这样得到的图表也可以帮助你。过了一些天，当你的焦虑指数为零时，就应该重新录磁带了，而这一回是用更加引人焦虑的语言。照此类推，直至录下你的强迫思维中最能激起你焦虑不安的一面。

克利斯朵夫警告说，"不要指望在这些疗程之后你的强迫思维就不复出现了。情况只是你会更容易对它不予理睬，最终，它会减退下去。"

在开始行为疗法之前，克利斯朵夫实际上有成打的强迫观念，其中还包括了对折叠小刀的暴力性强迫思维。"我过去曾有一些可怕的、疯狂的发作。我会把脸埋在枕头里用力地撞击，一边撕心裂肺地吼叫，一边不停地捶打枕头或沙发。强迫症简直是坏透了，它让我生不如死。"刚开始的时候，用磁带勾出他的焦虑不安让他很难承受。"曾经有过这样的时候，好像是焦虑已经洞穿了我的身体，我感到好像孕妇生产那般的痛苦。大汗淋漓，胳膊和手也充满了刺痛感，而现在这种情况再也没有发生了。"

"亲爱的日记"

作为认知行为疗法的一部分，我敦促病人对所取得的进步写日记。克利斯朵夫就是一个很忠实的记录者，他说："我发现，当我从一个症状中康复的时候，就会自然而然地将这个原先的症状丢到后脑勺，或是彻底忘记它。当然了，这是我们的目标。但是，当你忘记你的每一条症状的时候，你也往往会忘记了自己所取得的进步。"他认为，如果没有这些写下来的文字记录，通向康复的道路就如同"一个人穿越沙漠，可他是倒退着走的，一边走，一边就用手将脚印都抹平了——这使得他看上去好像永远是处于起点上。"所以，记录下你的点滴进步和你在行为治疗中付出的努力也就变得至关重要了。你的记录不必花哨或搞得很复杂，它可以是很简单的。

在重新确认这一步骤中，克利斯朵夫借助了"不偏不倚的旁观者"这一角色的帮助。他更喜欢称之为"我的理性头脑"，譬如说，"我的理性头脑说这不是真的。这才是现实，而那不是。我将听从理性头脑的建议。"在这里，无论是用"不偏不倚的旁观者"还是"理性头脑"，都是合理而适当的。重要的并非是你给这个心理观察的过程起的名字，而在于这个精神标记的行为本身。

就让这个"不偏不倚的旁观者"作为一个帮助你驶离强迫症的车子好了。换句话说，你可以在你的内心世界和多余的强迫冲动之间创造一个安全区域。以前你对症状的反应方式是机械的、不假思索的。现在，你给自己提供了好几种选择。以后你还会了解到，储备好一些可供选择的行动方案是很有裨益的，这样当强烈的焦虑和痛苦袭来的时候，你已经准备好了。正如多明戈所说："强迫症这个东西是异常狡猾的。你必须保持头脑清醒才能战胜它。"

病人常常会发现一个症状刚刚消失，另一个就马上取而代之。尽管如此，对付一个新的症状还是比之前那些纠缠已久的顽固症状要来得容易。得不到治疗的话，强迫症会打得你没有还手之力。而预期——早做好与症状周旋的准备——会在症状到来时大大减轻你的痛苦。

休斯：比古怪还要古怪

强迫症这种疾病的表现方式是如此离奇，它甚至赋予了"古怪"这个词以新的含义。让我们再来想一想霍华德·休斯的例子吧。他离谱到提出了他称之为"细菌逆流"的理论。当他最亲近的一个朋友死于肝炎并发症时，他都不能到葬礼上送一束花。因为他被症状控制的大脑告诉他，如果这么做了，肝炎病菌会以某种方式跑回到他的身上。休斯也有着在卫生间里面的强迫行为。有一次，他在马桶上蹲了足足42小时，仍不能让自己确信已经可以出卫生间了。而这并非是罕见的强迫症状，我自己就曾治疗过若干有同样症状的患者。当他们将要好转的时候，会说："我宁愿弄脏我的裤子也不愿意多在那里蹲1分钟了。"当然，没有人真正弄脏过自己的衣物。

在休斯被观察到的症状之中，无意义的重复也是他的一条常见症状。作为一个横越全国的飞行员，有一次在起飞之前，他给一名助手打电话索要堪萨斯城的天气图表。他要了并非一次。尽管第一次要求的时候，他就已经拿到了所需要的信息，他还是一共问了33次，总是重复着问同一个问题。之后他还否认自己有过这样的行径。彼得·布朗曾就他关于休斯的书采访过我，他问道："休斯如此聪明，为何他却没法停止呢？"实际上，能不能停下来和聪明与否一点关系都没有。休斯是因为他有这样的感觉，如果他不问33遍的话，有些倒霉的事情就会发生。在这个例子当中，他的灾难性联想很可能是那架飞机会坠毁。也许他原本只打算问3遍问题的——去平息他那强迫症引发的焦虑，但是因为在问到第3次的时候，没有能够将发音的重点放在正确的音节上，或是其他类似滑稽可笑的事情，所以只好问上33次。如果当时他还是没有弄对的话，很有可能会不得不问上333次。对于严重的强迫症患者，这样的症状是很常见的。从休斯否认自己做过的事情这一点我们也可以了解到，其实他对此深感羞耻。

在测试一架水陆两用飞机时，休斯坚持要在波涛起伏的水面上降落5116次，尽管这种飞机适合航海的性能早就得到证实了。他就这么一直做下去，谁都不能阻止他。在早期的一些休斯传记里对这件事有记载，这种行径被解释为休斯对掌控感的需要。在他当时的生活中，包括财产在内的一些其他事物正慢慢脱离他的控制。这也许是部分的原因，但我认为，答案与深层次的情感因素并非如此密切相关，而如果休斯没有强迫症，他也就不会这么做了。

会飞的文件夹

乔希有着数目众多、各种各样的古怪症状。其中之一是，他担心在办公室里，如果不小心碰到了别人的桌子，文件夹就会掉到此人的咖啡杯里去，再接着，当人家喝咖啡的时候，就会被这个夹子噎住！即使乔希知道了，文件夹会掉到咖啡杯里的概率只有百万分之一，但他还是不能将这个念头从脑子里去除。

他后来又得了一种强迫思维，开车的时候如果盯着路边停放的汽车看了，他的目光就会撞松那被看车上的引擎盖标志。接下来他想象到，"那车的司机沿着高速路在开，突然这些部件掉下来了，一共害死了6个人。"乔希病得实在是不轻，他把家门口的那条街上所有经常停放的汽车牌照都记下来了，这样他可以每天去检查，确认它们安然无恙，没有发生什么可怕的事情。但他还是不断地被恐惧和焦虑折磨着，这些汽车是他能检查到的，但是，白天他接触过的那些汽车就没法追查下落了，这可怎么办？一次他驱车两个小时，无望地苦苦追踪一辆他认为被自己想象中的破坏力伤害到的车。

另有一次，乔希飞到圣路易斯出差，接着飞回到洛杉矶，之后又马上再次飞到圣路易斯，试图找到一辆在他的想象中已经被弄松了引擎盖标志的汽车。

他也清楚他所有的行径都是荒诞的，但他同时也提到——这显示了他对病症的洞察力——有时候当处理一个特别棘手的业务问题时，他的强迫行为，虽然令人不快，却总是能转移他的注意力。在特别焦虑的时候，他实际上宁可去从事强迫行为，也不愿去面对他在工作中应该要做的事情。休斯也有可能用同样的方式把强迫症当作一个发泄的出口。在开始的时候，有的只是要降落那架两栖式飞机带来的战栗感，但是，他很快就对此发展出了强迫行为。如果没有可教导你如何去抵御强迫冲动的行为治疗，症状最终会逐步升级，直至把你兜入一个无法停止的怪圈之中。教训就是：如果让自己的情绪和感受建立在实施强迫行为的基础上，那么那些强迫行为会很容易失控。在接受治疗期间，乔希的症状不止一次地以相似的方式表现出复发的倾向。他自己承认，每次症状好了 80% 的时候，他就放松了警惕。后果就是，许多年来他一直在对付着同一批症状，从未真正让强迫症恶魔远离，而操练四步骤法也只是刚刚够他达到一个勉强能生活下去的舒适程度。然后，当承受的压力较大时，症状又会骤然爆发。乔希自我觉知到，实际上，即便是在他的心态比较中性、不高兴也不难过时，他的脑袋也在寻找一些负面、有害的东西来想。心理上，他其实是允许强迫症潜伏下来了，却没有足够有力地回击它。

他本应该一直提醒自己的是，去实施强迫行为会带来清楚的后果——另一个强迫行为会随之而来。自己焦虑水平会上升，有效的功能会受到损害。他需要的是勇敢起来，直面自己的症状，通过努力来战胜它。是真的，在这样的情境中，懦夫在真正的大限到来之前已经死过 1000 次了，而对于勇士，他选择的是现在就和强迫症战斗！

休斯的细菌逆流理论与詹妮所描述的强迫念头很相似。詹妮是一名30 出头的职业女性，从事与生态和环境课题相关的工作。当她还在莫斯科为美国政府的一个组织工作时，出现了担心放射线会四处散播，并且会附着在物体上面的强迫观念。当时切尔诺贝利核电站的事故灾难才过去几年，所以，正如同许许多多的强迫症思维一样，这里面的顾虑也有着微小的逻辑成分。然而，她由此发展出的推论却是完全非逻辑的。"遇到从契夫或者切尔诺贝利来的人，我会担心辐射会从他们身上跑下来并且污染我的东西。我对自己灌输的那些关于放射性的逻辑知识也无法奏效。这是一种基本的怕脏的恐惧。"

她一直真正担心的还包括，自己会不会反过来污染其他人呢？因此，在壁橱里，她会把那些可以跟朋友们见面时穿的衣服单独存放，而这些衣服是当她跟从切尔诺贝利附近过来的人在一起时绝不会穿的。她还不得不处理掉某些书和纸张。"我扔掉了一些看起来还很好的东西，因为担心它们已经被污染了。我也不希望人们会从垃圾堆里拾起它们，所以会把它们彻底撕烂了再扔。"詹妮还害怕打电话回家，生怕这样一来，"辐射"会沿着电话线窜到家里去。

一个在不停囤积，另一个则是不停擦洗

从强迫症的形式和内容上来看，一个人的生活经历当然有可能对此是有影响的，特别是就他的非理性恐惧的内容而言。我的许多病人都相信这一点。譬如詹妮，她 12 岁时曾从电视上看到一部讲述在日本广岛投放原子弹的影片。她怀疑自己是否在下意识中被这部片子影响到了。对当时看片的情景，她至今仍然记忆犹新："我没法入睡。不断地感到那些被烧焦的手从我的枕头下探出来，那些烧得皮都掉了下来的脸总是盯着我看。"

最初的强迫念头——总是感到不得不告诉人们一些不恰当的东西——从她童年的早期就开始了。等她成长到十多岁的青少年时，强迫症已经变成了一个勒得她喘不过气来的恶魔。

下面这篇感人的日记就是她在 18 岁时写的：

> 你太可憎、讨厌了。情形已经是如此离谱。这其中并无什么信息、启发，有的只是痛苦。所有别的美好的事物都变得阴暗失色。你就是那个罪魁祸首，你这罪大恶极的……我何错之有？是否是我让你这么做的？——不，我无法控制。你掌控了我，恐惧抓住了我的心。快将你邪恶的手指松开吧，你这该死的……在天国里，你将会被定罪，最好是在地狱里。我恨它。我恨。我想要自由。

通过操练四步骤法，再配合百忧解的服用，詹妮的情况有所好转，现在她能够控制自己的症状了。她不再因为担心信件被污染了而不敢去寄信。她逼着自己去穿衣橱里所有的衣服。她说，现在即便是开车经过核电站或是靠近核反应堆工作，她也不会再有疑虑和不安了。最近有一天，清

扫自己位于一栋医用综合楼里的办公室时，她发现了一个箱子，里头贮存着一些用旧纸板包裹着的一些实验室用幻灯片。"我觉得那里面藏着疾病。然后，我把它们拿出来放在我的桌上。我用手摸它们，一边说：'这实在是荒唐。病原体几秒钟内就死掉了。这不是我，这是我的强迫症。'"她现在已经能够对荒唐的念头置之不理了。

在加州大学洛杉矶分校，我们找到了科学的证据，即强迫症是与脑部的化学物质失衡相关的：因为脑部线路的紊乱，患者脑部的关键部位消耗了过多的能量。患者的光谱图片也证实了这一点。但是，强迫症有如此众多的表现形式：有些是蛮横过分，有些则是滑稽可笑。在我的行为疗法治疗小组里头，病人有时候忍不住会自我嘲笑起来。然而因为了解到这个病会给患者带来的痛苦，很久以前我就学会了不轻视任何的症状。

现在让我们再来多分享一些加州大学洛杉矶分校里的病例记录：

奥利维亚

奥利维亚是一名中年家庭妇女。在 1994 年洛杉矶地震之后，她出现了一种强迫观念，害怕家中洗衣机里的水被污染了。她甚至想象厕所里的水不知怎么也跑到了洗衣机里了。

莉莎

莉莎是一名 X 光技术员。她对铅有一种非理性的恐惧。因为她的工作环境里就有铅，现在这成了一个很严重的问题。一开始，她只是想象双手被污染了，之后是她的鞋子，接着就是她所踩过的任何地方。她开始在家里划出"干净区域"，还会警告他人说，她在有铅的环境里工作，让他们离她远点。莉莎花大量时间强迫性地清洗。

林恩

林恩是一个有魅力的大学预科生。她不断强迫性地用指尖抠自己的面部，试图去掉脸上任何的想象出来的瑕疵。她的情况属于身体畸形恐怖症，这也是跟强迫症有关的一种障碍。最后，她不得不将房间里的灯关到很小，把镜子都用纸张遮挡住了（另外一种相似的障碍，拔毛癖，也可能与强迫症有关）。

凯伦

凯伦的病例还要典型得多。她是一个家庭主妇，在 50 岁出头的时候曾做过牙医助理。她是一个强迫囤积者。她的问题出现在结婚后不久，刚开始的时候，这个问题看起来只是一个无害的爱好而已。那时候她和丈夫罗布一起，经常会去瞅瞅人家摆设在院子里想要出售的旧货，看看能否为新家淘到些便宜又好用的宝贝。不久以后，凯伦就开始往家里带一些路边拾到的废弃物。

渐渐地，他们家里的每一间房子里都填满了垃圾，以至于门都开不了了。就连浴缸里也成了垃圾的填充场。炉子上也是堆积如山，唯有一个炉灶能够腾出来使用。在他们家的客厅里，在许许多多塞得满得不能再满的垃圾袋和箱子中间，只有一条极其狭窄的通道可走。再加上他们的 16 只猫和 4 只狗有时候在那些垃圾堆后面随意排泄，整个屋子臭不可闻。

凯伦回忆道："我们难堪得根本不敢请任何人到家里来。"因为他们担心在地板上架炉生火会引起火灾，所以他们连暖气都没有。整栋房子，一共只有两把可坐的椅子。家里的电器坏了，凯伦和罗布也不敢请修理工来修，因为担心修理人员在看到他们家的情况之后会报告给健康卫生部门。他们关好窗子底部的百叶窗，且让屋边的灌木丛疯长，这样就没有人可以从外面窥视到里面的情况了。罗布在这种混乱的环境中待了这么久，以至于他都已不觉得这种状况是特别离奇和古怪的了。"我们的家不再是一个可以庇护我们的地方，"凯伦说，"它变成了监狱。我们这艘船因为等不到航行需要的风，正在逐渐沉没。"

对于这对夫妇来说，凯伦的一个前同事的一次突然造访反而在不经意间帮了他们。羞愧难当的凯伦一下子完全停止了到别人家院子里看旧货的习惯，只是开始了购买旧书的癖好。现在罗布不得不做很多图书馆式的书架子来装妻子带回来的书籍。而凯伦因为害怕会被送到精神病院去，仍然不去求医。最后，在绝望中，她去看了一个精神病医生，医生建议她在家门前的私人车道设置一个大垃圾罐，将屋子清扫干净。而凯伦并不打算这么去做。"我可以看到自己冲到院子里，尖叫着跳到垃圾罐上头去，接着被强制送到精神病院去——而所有这一切都落入了邻居的眼里。"

终于，在囤积了 10 年的东西之后，她加入了强迫者互助会，这是一个借鉴全美戒烟者互助会而建立起来的、分为 12 个步骤帮助计划的组织。在那里，有人说服她开始了这一艰难的、长期的（可能长达数年）清理屋子的过程。

"我最大的错误，"凯伦说，"就是妄想依靠自己的力量来解决问题。我的自尊是盲目的。我不想让任何人看到我羞耻的一面。"

在加州大学洛杉矶分校，我们教给她四步骤法。她把法则贴在卫生间的镜子上。每当发现一个诱惑她的旧货销售摊点时，或是注意到垃圾箱里探出的一件吸引人的物品时，她就会有意识地用四步骤法则来帮助自己。当凯伦运用"重新确认"的方法识破了一种强迫思维时，她会对自己说："让它去吧！"这个"放手、松开"的意思不仅是对她的强迫思维而言，也是对她闪念间又想去捡拾垃圾的冲动来说的。

"如果我做了正确的选择，"她说，"我对自己就感觉良好。我离那个没有垃圾、没有滋扰的清洁环境又近了许多。我会开始有朋友，开始有真正的生活！"凯伦所使用的一个技巧是，对家里这些垃圾和它们如何摧毁了她的生活感到愤怒和不满。"我不是仅仅把废物丢进垃圾桶而已。我是带着复仇的快意将它们扔进去的。就像是要把这些垃圾杀死，又好像是，我们的生活必须得依靠这么去做才能开始。在深层次的意义上，的确如此。"

该责怪你的基因吗？

在讲述自己的故事时，凯伦提到她是在一个十分严格的完美主义的家庭里长大的。她的父亲是一个颇为古怪的人，如果看到垃圾就会骂不绝口。她怀疑是否她强迫症的内容与这样的经历有关。这也是可能的，特别是考虑到迄今为止我们仍然没有找到生物学上的解释，可以说明为什么一个患者主要执着于不停清洗，而另一名患者则有不同的症状，表现为不能停止囤积东西等。

别的病人也在反省自己的童年时代和基因遗传的问题，试图探究为何他们会得强迫症。无论如何，看上去，基因的确在扮演着某种角色。我不止一次地从病人们那里听说，他们的母亲、姐妹或是祖父母有着明显的强迫症倾向（那时候强迫症还未能被正确地鉴别）。正规的研究也显示了同样的结论：强迫症显示了家族纽带的特质。病人的父母通常都死板、不灵活，如果事情没有按照他们要求的方式去做，就会感到很不舒服。举例来说，每天的 5 点整，霍华德·休斯的祖父母会走到度假别墅的阳台上。还是孩子的霍华德不得不在同一时间准时到达，否则就会遭到严惩。我们也可以将这种僵化刻板视为程度较轻的强迫症。如果你是一名外科医生或会计师，这种特性可以是非常有利的，但是，如果它们被进一步放大增强，就可能变成一种病态。因此，了解到这种造成了强迫性习惯（破坏性较小）的大脑机制就是可导致强迫症发作的脑部生化失衡状态的前一步阶段，并不令人感到吃惊。

儿童时期发作的疾病也可能会同强迫症有关联。美国国家健康学会苏珊·史薇多医生领头的小组发现了强迫症和西登哈姆氏舞蹈症之间的关联。后者表现为多种的风湿发热且伴随着紊乱的自我免疫系统对脑部的攻击。她的工作揭示了西登哈姆氏舞蹈症可导致强迫症的发作和恶化。除此以外，强迫症与妥瑞氏症（一种肌肉抽搐症）之间，也有着密切的关系，妥瑞氏症患者常常会并发强迫症。在经典强迫症和儿童期心理经历、特别是创伤性体验之间的关系要模糊一些。但是，我的病人中也有人向我证实的确存在这么一种关联。

迈克尔是一名速记员。他强烈地感到自己的强迫症源于所成长的家庭：他有一个终日纠缠于琐事的父亲；而母亲呢，用他自己的话来形容，是一位"十分精细、固执的"强迫性的清洁者。他回忆道："我的妈妈显示出占有欲过强的倾向。她除了让我窒息，在别的方面对我也毫无益处。我的强迫症也恰恰是这样。我的所有的潜力都被扼杀了。我记得别的孩子去上钢琴课或类似的课程，她却从不允许我做这些事。她只是把我压得喘不过气来。得了强迫症也是一样，你可能原来有潜力去做一些事情，但是，现在强迫症紧紧掐着你，并且不让你脱离困境。"

迈克尔描述说自己有着一个同时是好人又是坏人的大脑，有好的一边和坏的一边（强迫症的那边）。他的强迫行为包括数数、碰触、对"好"与"坏"数字的强迫和在脑子里反复重复一些句子等。但是，迈克尔最古怪的强迫行为——他到现在仍在为之苦苦挣扎的——始于五年级的时候。"我坐在教室里，突然之间，感到内裤太紧了。"迈克尔在学校里并不快乐，部分原因在于他的症状令他很难集中注意力。而现在的他则怀疑那时候他所感到的那种内裤在爬动的感觉是否是自己在潜意识中的一种分心的策略。

尽管迈克尔已经克服了他的其他大多数强迫思维，他仍然感叹道："强迫症看似下定了决心要尽它最大的努力赖在这里不走了，而且好像是非彻底赢了我不可。"这是一场关于内裤过紧的战争。迈克尔谈到他的恐惧（语言有点不雅）："三角裤沿着我的屁股一直往上，就像要从我的嘴巴里冒出来似的，它实在是太紧了。"在接受行为疗法之前，他有时会脱下衣服试图摆脱掉这种感觉。现在，他意识到屈服于这种荒谬的念头是最糟糕的事。

最后他终于克服了关于杀虫剂污染的强迫观念。这种惧怕一度是如此严重，以至于他"只要看到超市里陈列的一瓶雷达牌驱虫剂"就会感到受了重创。"在超市里结账的时候，当我把要买的东西在收银员面前摆好，这时候却突然发现前面的顾客买了一瓶'雷达'，于是，我只好将这些原本已经挑好的东西全部捡起，将它们放回货架，再重新拿别的没有受过污染的货品，因为先前那一拨的东西已经被污染了。当然，重新将货品装入购物篮之后，我不得不到另外的一处付款出口，因为原先的那一个付款处的传送带是否也被那瓶'雷达'污染了我还不清楚。有时候这个过程花费了我太多的时间，结果到最后我不得不干脆放弃想买东西的念头。"如果在路上看到一辆喷洒杀虫水的卡车，他就不得不折返回家，洗澡洗衣服。他总是说："我感到好像被浸润了毒药的裹尸布包围着一样。"

揭示真理的一刻还是到来了。当他接到通知说自己所居住的公寓楼已经被售出，且整座大楼要接受防治白蚁的特殊处理的时候，迈克尔慌了。他是否应该到市政厅去抗议呢？拿着一张精神科医生的条子说，因为他有精神方面的疾病，杀虫公司的人不能进入他的大楼？接下来他把握住了自己。"我想到，'等等，就让他们这么干吧，也许这样我的情况反而会好转。'我做出了决定：杀虫剂是要喷的，而我也不会因此而死掉。这个对我来说，真是一件大事情。"在被强迫恐惧折磨了20年之后，他终于有了一刻的清醒。他使用全然觉知来认清强迫思维真相的努力终于开始大有收成。他接着又向前迈出了一步。当杀虫公司的工作人员到来的时候，迈克尔向他索要名片，把这张名片带在身上对他而言是一个重要的帮助提示：他不会死。通过故意将自己暴露于曾经十分恐惧的东西，迈克尔知道他正在使自己好起来。

在四步骤法的帮助下，迈克尔学会了将强迫症看作"脑子里头的那个坏家伙，不过他现在不能再骗我了。我已经知道自己不会死于杀虫剂。我知道我可以只碰一张桌子两次，不用碰第三次"，并不会有什么可怕的事情因此而发生。然而那些会爬动的裤子的问题还在困扰着他。"那是我身体的一部分。它们就在我的皮肤上，总是在那里，我没法逃脱。"尽管迈克尔还是有余留的中度症状，但是，他非常清楚自己已经取得了多么大的进步，以及在多么大的程度上提高了自己的生活和工作的能力。

在与疾病的战役中，他了解到了"强迫症可令一个人使出所有的招数来陷害自己。而为了抵抗症状的攻击，需要的是不可思议的干劲和全身心的努力。那一种剧烈的痛苦，完全可以同任何肉体上的疼痛相比"。他也理解了这一点，即如果只是十分机械地操练四步骤法，而没有全然觉知参与其中，也是没有作用的。而对于自己是如何在与强迫症的鏖战中自我指导实施暴露疗法时，迈克尔这样描述道："你正在想：'好吧，如果我碰了这个东西，我的爸爸就会死去，但无论如何，我还是打算这么去做。'所以你便碰了它，你也仍然感到父亲会因此而断送性命。只是你不得不告诉自己，'好的，无论发生什么事，也比像现在这样活着要强'。只管去做四步骤法并且保持信心。"这是多么深刻的反省和觉知！今天的迈克尔，"可以下到泥泞之中与我的症状抗争"。这样一个深具决心和毅力的勇士，无疑是大有前途的。

在加州大学洛杉矶分校，我们遇到过许多个与强迫症有关联的污染恐惧的病例。以杰克的例子来说吧，他是一个临时工，是身体上确实存在的疼痛促使他开始了自己强迫洗手的行为寻求专业的帮助。因为他那一双严重开裂、发红并伴有擦伤的手，已经叫他不知道如何度过即将到来的冬天。他如此频繁地洗手，以至于他年幼的女儿将这一双手称为爸爸的"肥皂棒冰"——它们不但冰冷，还有一股子很难洗去的渗透在其中的肥皂的味道。在治疗过程中，杰克体会到了即便是自己拒绝听从症状的使唤，也并不会有什么灾难性事件会因此而发生。"我知道了，就算我没有去做那些强迫行为，也不会是世界的末日。"之前，他一直感到"一场灾难就潜伏在不远的某个角落。如果不去实施那些强迫行为的话，我的安全领域、我的车子、房子将会受到严重威胁"。

对于杰克以及其他的患者而言，也许能够将每一次想去实施强迫行为的冲动都能成功地重新确认为强迫观念或强迫冲动还不是最重要的。最重要的在于，当不得不屈服于症状的时候，他们要有意识地识别到：这实质上还是一桩强迫行为，只不过这一次，自己尚无法抵御它。这样去做，比起只是机械而随意地去完成重新确认这一步骤要有用得多。当你只是很机械地去重新确认的时候，重新确认也变成了一种强迫仪式，因而也就毫无意义了。仅仅机械性地告诉自己说，"哦，那是一种强迫思维"，并不会产生任何神奇的效果。只是机械地遵从医生的吩咐而没有去好好反思自己的行为的话，是无用的。只有全然觉知才能帮助你。你说道："这感觉太强烈了，我现在还没有足够的力量去抵御它，所以，我还是再去检查一次看门是否锁好了。"然后，当你的确在检查门的时候，仔细地去做你的事，凭着全然觉知关照整个过程，如此一来，你就有了更大的胜算去抵挡下一次的强迫冲动的袭击。反之，如果你说的是"让我只是确认一下门是否真的锁好了"，这就意味着你将陷入没完没了的强迫泥沼当中。

坚定地去重新确认

在加州大学洛杉矶分校，我们要求患者写下文章来描述自己的症状和自己应对的方式——这其实是另一种类型的自我指导的疗法。这些记录对我们而言，宛如强迫症知识的大图书馆。由于患者多为聪明的、富于创造力的人，他们对自己如何与症状周旋的描写也就变得十分引人入胜。

乔安的症状是，好几年的时间了，脑子里总有一个小小的声音，不停地重复着一些负面的想法，好比一台有故障的收录机。她讲述了自己曾从一本自助书中寻求治疗的办法。那本书的作者建议，可将一根橡皮筋套在手腕上，一旦有强迫冲动入侵时，就使劲地弹皮筋让自己感到疼，这样可转移对强迫念头的注意力。乔安写道："我这么做了一天之后，所感到的只是腕关节处十分疼痛。"最终让她好起来的并非是这根橡皮筋，而是四步骤治疗法。当她学会告诉自己："如果我不想被火车撞到（火车比喻她的负面思维），那就应该离开铁轨，让火车开过。"她采取的是一种我们称之为"绕道而行"的技术。今天，在四步骤疗法和药物的帮助下，乔安终于能够骄傲地说："我的灵魂里又照入了阳光。"

马克是一位年轻的艺术家。他的亲身经历读起来就像是一部恐怖电影的镜头回放。他的症状始于儿童期，一开始是不断祷告的重复行为，到

20 岁出头的时候，马克的注意力已经转移到了清洁强迫上。他必须打扫房间 12 次（12 是一个"好"的数字），然后"找到一个女孩并与她发生性关系，这样才可以把某种宇宙能量往回（正确的方向）拉"，只有这样去做，他的家人才不会有事。如此利用一个女人让他感觉很糟，故而他会多次清洗，而这对于他而言就像是某种净化的仪式。有一天，他一共清扫了 13 次房间才离开家。走在街上时，"千真万确地，一只鸽子从空中坠落下来，死在他的脚边上，血汩汩地从它的喙里流出。"再明显不过了，这是一个凶兆。"13"不是一个好数字，他不得不折返回家又打扫了若干遍。总算做完了之后，马克去一个咖啡店买午餐。碰巧的是，在隔壁位子的一位先生在读的一份报纸上，大标题新闻就是"鸽子们在哪里死去"。好吧，他想，让我再清扫几遍屋子吧。最后，在一共清洁了 21 次房子之后，他才得以消停下来。

　　一次，马克想到了一个好主意，可以通过欺骗强迫症来扭转整个局势。他改口称，如果自己去做了那些强迫行为，家里的人就会出事。"好吧，聪明人，我总算解决这个问题了。"但结果却并不奏效，新的强迫行为又冒出来了。"我还是没有真正吸取教训，即这条路上根本没有捷径可走，不可能一下子到达终点。投机取巧只会让人挫败。"他后来花了数年的时间才去除掉强迫清洁的行为："有一次，我不得不打扫了一共 144 次房间，花了我好几个月的时间。"

　　马克在行为疗法上的真正突破源于一次契机：他找到了一处心仪的公寓，但是，内心的强迫症却在警告他说："不行，你不能搬到那儿。"这处房子的地址号码不是"好的"数字。他愤然宣布："去他的吧，我不愿意又让强迫症来帮我做生活中如此重要的一个决定。"这就是坚定的重新确认。在马克开始前进的时候，他的那些关于"坏数字"的想法就消失了。他告诫自己（现在在面对强迫念头侵入时他也还是这么说）："我不必去实施它。关于它我什么也不需要去做。"

强迫症：一种风滚草

劳拉同时患有妥瑞氏症和典型的强迫症，她所描述的症状异常繁杂：从暴力性质的念头到强迫性购物癖。有一次，她到购物狂治疗协会去寻求帮助，很快地了解到关于强迫症的一条事实真相：不同于一般的购物狂去采购时所感到的愉悦和亢奋，重复性地往返商场对劳拉而言毫无快感。她说："我的强迫念头只让我感到痛苦。我去买那些其实并不需要的东西，然后再退掉。实际上，去退掉它们比起将它们买回家还要让我兴奋。"劳拉的陈述帮助我们了解了强迫症区别于冲动控制问题的一条重要特征，即强迫行为本身永远不可能是令人愉快的。

劳拉也被自己的强迫行为逼疯了。她的担心还包括：自己是否会伤害自己或他人？会不会做出难堪的事情？飞机会不会坠毁在自己的房子上？高速路上的天桥会不会突然坍塌，而自己正好从下面经过？"一种强迫思维带来了新的一种，新的一种接着又引起了另外的一种。如果你曾见过转轮上不停奔跑的老鼠，或是迪斯尼乐园里永远在无情地高速旋转的转转茶壶，你就明白我的意思了。"

劳拉从来也没有实施过她的暴力念头。实际上，强迫症患者永远都不会这么去做。借着四步骤行为疗法的帮助，她已经学会了将她的这些念头划归到非理性的一类，她告诉自己说："这不是现实。你受到惊吓只是因为它看上去好像很吓人。"现在她知道了，无论那些想法和冲动是多么强大或具有破坏性，自己都可以控制它们。她仍然免不了要同强迫思维抗争，她将此描述为好像是背负着额外的行囊，无论走到哪里，都得扛着，没有办法彻底摆脱。

卡拉是一名美容师。她患有严重的强迫思维，主要是担心自己会伤害尚在襁褓中的女儿，以至于都不得不考虑是不是该放弃自己的骨肉，让别人来领养她。尽管这个孩子是她非常渴望、朝思暮想了很久的宝贝（结婚 14 载，在她 40 岁那年，才生了这个孩子）。卡拉一开始被误诊为严重的产后抑郁，她常有惊恐发作——只要想到她将会杀了这个小宝贝——后果严重到她不能看到小刀或剪刀。"就像是在看一部电影时，你几乎要把自己置身银幕之内，你想：'上帝啊，我是否会制造出这么一幕？'我每一天、无时无刻，不在为此而苦苦抗争。"只有她的决心，一定要照顾好自己女儿的决心让她得以撑下去。实际上，她常常手脚着地地爬到女儿的房间里给她换尿布。

卡拉的女儿现在已经 6 岁了。对于自己可以待在女儿身边看着她日渐成长，她每天都在为此而感谢上帝。有很长的一段时间，她的强迫思维严重到了想让人把自己关在医院，还想到了是不是应该自杀，这样才可以确保女儿的安全。卡拉形容强迫症就像是风滚草，在翻滚蔓延的过程中，会牵扯起越来越多的非理性想法。在行为治疗中，卡拉学会了将自己同那些想法区分开来。当一个强迫念头袭来时，她会对自己说："首先，我的名字叫卡拉；其次，我有强迫症。而我的生活并不是强迫症。"她说，现在这一过程于她，已经变成了自动的反应，就好比写下自己的名字或是喝一口水那样。"咔哒"一声，脑子里的一个灯泡亮了。她的护卫系统已经做好了准备。全然觉知和重新确认的防御机制瞬间就进入到已经准备好了的脑海里。

尽管许多患者都不情愿将自己的问题告诉他人——或是出于尴尬，或是担心会失掉工作，又或者是因为意识到人们并不想听这些东西。当卡拉能够跟别人分享她的秘密时，她感到如释重负。她做了大量的义工工作，包括帮助身体上有问题和困难的人们。"当我说：'嗨，我是强迫症患者。我可以怎样来帮助你呢？'我感到好像有一种压抑已久得到释放的感觉。"训练你的脑子让它学会考虑可以去帮助别人，是一种特别实在的行为疗法。

"当然，"卡拉说，"我也希望如果有什么超级疗法就好了。我可以住进医院，做个手术，出院时就万事大吉了。但是，这不是现实。"在没有选择时，行为疗法就是最好的选择了。在某种意义上，即使那种神奇的手术真的存在，也比不上行为疗法。因为后者可以帮助你发展出全然觉知的能力。

既然你已经理解了步骤 1：重新确认——叫出强迫症真正的名字。我下面会接着介绍的步骤就是重新归因了。在实质上，重新归因就是直接将责难归咎于真正的原因——你的被卡住了的大脑。

重新归因可以回答那些让人困扰的问题："为什么这件事纠缠我这么厉害？为什么它不肯走开？"

强迫症不会这么自动消失，因为它是一种疾病。就像一个帕金森病人会判定说："哦，我真是太糟糕了。我为什么就不能同别人走得一样快呢？"这名帕金森患者不得不在休整后告诉自己说："因为我有一种疾病。我必须适应这个新的状况。"现在，你必须适应一种叫作强迫症的状况，且最大可能地发挥你的功能。你不是受害者，而是寻求解决问题的人。

记忆要点

- 步骤 1 是重新确认。
- 重新确认意味着用其本来面目来称呼闯入性的念头和行为：强迫思维和强迫行为。
- 重新确认不会使这些想法和冲动马上消失，但它可以帮助你改变你的行为应答。
- 当你改变你的行为时，也在改变自己的大脑。
- 成功的关键在于，要加强你身体里不偏不倚的旁观者的能力，即可以独立于自己并用全然觉知观察自己的所作所为的能力。

第二章　　步骤2：重新归因

"打开你的脑锁"

步骤1. 重新确认
步骤2. 重新归因
步骤3. 重新聚焦
步骤4. 重新评价

步骤2：重新归因回答了这些问题："为什么这些恼人的想法、冲动和行为不会消失呢？""为什么它们一直来烦我？""它们出现的原因到底是什么呢？"

回答是，它们如此骚扰不休是因为它们是强迫症的症状。患者的症状同脑部的生化失衡引发的大脑运转失灵有关，这一点在科学上已经被证实。目前已有更强有力的证据表明，在强迫症发作的时候，你大脑里的类似汽车换挡器的那部分没办法正常工作。

所以说，你的大脑"卡在齿轮里了"。结果呢，你很难转换自己的行为。实施重新归因这一步骤的目的在于，使你意识到黏住了的想法和冲动是源于你的停滞不前的大脑。（见图1）

《远端》　　　　　　　　　　作者：盖瑞·拉森

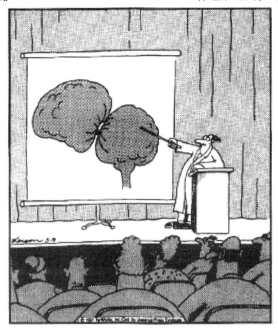

朗得奎斯特教授在一个强迫性思维者的研讨会上，讲解他的大脑装订技术。

　　在向朗得奎斯特教授鞠躬致谢的同时，在这一章里，你将看到我们自己的"大脑装订技术"，这是用来对付强迫症症状的。

　　我急着要补充的是，我们这个方法与订书钉一点关系都没有。在加州大学洛杉矶分校，我们将四步骤行为疗法当作一种大脑装订技术。换言之，是利用意识的力量来改变大脑的化学物质。当你回避、绕开那些卡在你脑子里滞留不走的侵入性念头和冲动时，你就已经在这么做了。我们的秘诀就是这四个步骤——重新确认、重新归因、重新聚焦以及重新评价。只要你能坚持操练下去，它们会使你能够把过度活跃的基底核"钉起来"。不需要脑外科手术，你用你的意识就可以做到。

　　当谈到自我引导的行为疗法时，我的意思是指，对待强迫症状，拿出一种积极的反应回击它：你识别出这个闯入者的真实面目，使用四步骤法来改变卡住了的大脑。

　　在重新确认中，你学会了将强迫思维称之为强迫思维，将强迫行为称之为强迫行为的重要性。但是重新确认这一步骤并不能将那些痛苦的念头赶跑。你不免要问："搞什么名堂啊，这些东西老是死死缠着我？"它们老是缠着你是因为你的脑子里出了个小故障——在本书一开始的介绍章节里，你已经了解到是因为脑内的自动传输装置给卡住了。

　　现在该进入第二步骤：重新归因了。你已经确认了你的毛病是强迫症。在重新归因这一步骤里，你会学会将责怪的矛头直接指向你的大脑：是它给你发送错误信息的。我患了一种疾病，我的大脑不能充分地滤过我的想法和经验，我对那些没有意义的事情采取了不恰当的回应方式。然而如果我改变了应对错误信息的方式，就可以改善大脑的工作状况，从而也会帮助改善负面的想法和情绪。

"这不是我，这是我的脑子在作祟"

　　因为这些念头和冲动使得你的生活变得让人无法忍受，你必须设计积极正面的策略来绕开它们。你需要学会适应这种情况并坚持提醒自己说，"这不是我，这是我的强迫症。"

　　我永远也不会对一个帕金森病人说："别再颤抖了！除非你停下颤抖，要不然你不准动。"对方并不会因为不想这么做就能停下来。强迫症病人也是如此，愿望和祈求并不能将脑子里狂轰滥炸的错误信息驱走。在这两种情况中，病人都必须去适应他们的病症（有意思的是，帕金森症和强迫症都是由脑内的纹状体扰乱引起的）。所以，如果一个帕金森病人说："我真是太差劲了，我不能跟别人走得一样快。"这是一点帮助和正面作用都没有的。对于强迫症患者也是同理。如果你臣服说："这个东西太恐怖、太强大了，我完全不是对手，所以只能听命于它。"这只能起到反作用。

　　早些时候，我介绍过不偏不倚的旁观者这个概念，又称全然觉知。利用它，你可以让自我同强迫症保持距离，在自我意志——全部的内心精神世界——和不想要的闯入性念头之间筑造一道沟渠或安全地带。现在，你提供给自己更多的办法去选择应对，而不是老用以往那套不假思索的、机械的反应方式。在治疗的早期，当症状的痛苦袭来的时候，去想一想你已准备好的几种应对方式是很有帮助的。此外，所有快乐的、建设性的活动都是有益的。兴趣和爱好也可以帮助你。

重新归因这一步骤加强了全然觉知的过程。一旦你意识到它是强迫症时，就会对为何它如此烦扰且滞留不走有一个深刻的理解。我们现在知道，症状滞留不去的原因在于这是一种病症，是脑子里的生化失衡所致。通过将痛苦归咎于这个病症，你加强了这样的确认，即症状并非你的意愿，也不是你本身，并且它也不可能统治你的精神。你仍然是完好无缺的，可以做出有意识的、深思熟虑的决定来应对症状。

错误警报！

在我每周一次的强迫症治疗小组中有一个女患者，她曾说过："行为治疗打破了症状的焦虑感所诉说的谎言"。这话说得太对了。换言之，这些念头或冲动的强度和渗透性不是一个人的缺点或心理的问题。它只是因为大脑里短路造成的一个错误信号。下面的这个类比应该可以帮助你去理解什么才是对待这些冲动的正确的回应：夜半时分，一辆汽车的报警器突然响起来了。你被惊醒，变得恼火不安。但是，只有傻瓜才会躺在床上翻来覆去，无望地期盼那个噪声快点停掉。它在短时间内根本就停不下来。很可能的是，短路了的报警系统给它发送了一个错误的信号。理性的人们会试图不理睬警笛声，想着一些别的事情，回到睡眠当中。当强迫症向你的脑子发送错误信号时，你不能使这个信号消失，但是，你可以对它不采取任何作为。首先，你重新确认；然后，你重新归因。你告诉自己："我不会做这个。我不想做这个。这不是我，这是我的强迫症。"

在与强迫症作战的时候，15 分钟原则对我们赢取成功也是功不可没的：当感到十分强烈的强迫冲动马上就要去实施一种强迫行为时，你应努力多等上 15 分钟。但是，这并非被动地等待。在等待的过程中，你要主动地告诉自己："这些并非真正的念头。它们只是我脑子发出的错误信息。"如果在 15 分钟以内，冲动变弱了——通常都是如此——你将会开始看到自己对症状有了掌控感。你不再是一个完全被动的受害者。

坐在那里翻来覆去地想，如果你去实施了那些可怕而暴力的强迫念头，你的生活将变得多么恐怖是一点意义也没有的。因为实际上你根本就不会这么去做。为什么不会呢？因为实际上你并不想这么做。想一想吸烟的瘾君子吧：即使他们为健康考虑不得不戒烟，想再抽一根的瘾头仍然会时不时地冒出来。但是，如果他们能改变对这种冲动的行为应答，假以时日，抽烟的冲动就会减弱。

切记：强迫症并非一种潜在的、想要实现的愿望。它只是一架破了的机器。它可能会模仿现实的感觉，但现实却绝不会模仿强迫症的感觉。从这样的事实，我们可以明了一个原则：如果它感觉像是强迫症的话，它就一定是强迫症！而如果它是现实的话，根本就不会显得像是症状。

这是一场战役

重新确认与重新归因通常是一块完成的，因为这两个步骤可以彼此加强。也就是说，全然觉知（不偏不倚的旁观者）和认知性地理解到这是一种脑内的误发警报，这两者可以结合起来一起工作。这些技术就是修筑抵御强迫症的强大防线的基础。你也可以把它当作是创造这样一个平台，在上面你可以观察到强迫症的荒谬实质，且谋划如何进行反攻。无论感觉有多么难受，当你站到这个平台上的时候，你就有了掌控感。真理就在你这一边。

曾经一度有检查东西和锁东西的强迫观念的芭芭拉（还记得咖啡机先生吗），每天回到家时都已经被她的强迫思维压迫到了崩溃的边缘：刚才开车时是否撞到人了？是否把商务信件装错了信封？丢入邮筒的那封信真的掉进去了吗？她是如此疲倦，以至于不得不直接上床休息了。但她却不允许自己很快入睡，"因为这样的话第二天会很快到来，强迫症也会再次把我全面包围。我会躺在床上，如释重负，就像一个大病初愈的病人。我刚刚熬过了极其痛苦的白天，现在才好不容易缓过一点劲，却又在极度恐惧着第二天的到来。"

如今，在强迫症发病 10 年、开始自我引导的行为疗法 6 年之后，她已经能够说，残余的少量症状对于她现在只是"较小的麻烦，就像是我每天不得不用牙线来清洁牙齿"。

在最初饱受强迫症折磨的 4 年之后，芭芭拉感到已经输掉了这场战争。好几件事情凑在一起才让她有这样的感觉的。一次，她到外地度周末，却突然担心自己是否锁好了公寓的房门，尽管实际上门已经锁好了。她担心得要命，后来只好给房东挂了个电话，请求房东帮助自己去锁门。自然，她没有说自己不能确定门是否锁好了——"我不想给她留下古怪的或不稳当的印象。"不可避免的结局发生了。女房东最后以为自己在锁门的同时反而打开了房门的锁。当芭芭拉回到家发现门锁是打开的时候，她意识到："我不能让别人在不知情的状况下帮我的忙，结果反而会帮倒忙。"由此，她第一次真正感到被打败了。

也就在那段时间，她原先设计的一种新的记忆方法也失效了。早先，芭芭拉还可以说，"好的，我现在锁好门了。我穿的是一件蓝衬衫。今天是星期二。"然后当她去上班的时候，她可以告诉自己，"好的。蓝衬衫。星期二。门一定是锁好了。"现在这个技术也不再管用了。她的大脑开始质疑道："啊哈！也许星期一的时候你也是穿的蓝衬衫呢。"

到了这个份上的时候，她不得不完全屈服于症状了。她把咖啡机和电熨斗放入背包里，开始带着它们去上班。她为此感到羞愧难当。"强迫症和我现在所从事的职业（她的职业一直与她的潜力极不相称）都让我变得自卑。如果让人发觉我带着熨斗上班的话，就更不用提了……"

当得知原来是自己的脑子里有生化失衡的问题，并且可以通过行为疗法帮助自己时，她就开始进步了。回顾以往，芭芭拉说："你的脑子有可能会纠缠于如此糟糕的事情。当你在说'炉子关好了吗？炉子关好了吗'的时候，你又会禁不住问，'到底什么才算是关好了？当我把炉灶的旋钮拧到'关'的位置时，我怎样才知道那真的是关的位置啊？'"

在症状肆虐到极点的时候，即使她正在度假，也仍然不可避免地成为俘虏。她会去检查别人的炉灶。如果不这么做的话，她的脑子会提醒她，什么可怕的事情就要发生了。

每当忍不住要检查东西的时候，芭芭拉就用全然觉知的办法来帮助自己，现在的她已经可以对强迫冲动置之不理，清楚地知道其实她已经锁好了门或关好了炉灶。她告诉自己："是这个病让我感到不能确定。尽管我仍然感到炉灶没有关好，但是，我既然已经非常留心地检查过了，现在就应该走开了。"她的症状不再具有严重的破坏性，而是变成了"在我的生活里以它自己的方式持续存在着，就像是一个小题大做的婴儿。"当这个婴儿哭闹的时候，她也知道该怎么去做。

芭芭拉偶然怀孕了。还在接受行为治疗的她把这次的怀孕看作是加快她康复进程的一次机会。我们知道，焦虑和压力常常会促使强迫症状恶化。怀孕之后，在她生活中最重要的事情改变了。"我不再如此地关心我的工作，相反，我更关心怎么样在整个孕期保持心情轻松愉快。""现在谁还会在乎一封寄出去的信是否通篇充斥着错误呢？我知道我不会再回到这个工作岗位来。接着强迫症状也就大大减轻了。"而实际上，她在工作中的错误并没有增多。

任何一个得了强迫症的人都会告诉你，拒绝听从于症状绝非易事。对此种状况的描述，我听得最多的就是痛苦这个词。

多蒂，因为毫无根据地担心儿子的眼睛会有事，曾实施过各种各样奇奇怪怪的强迫行为。她描述说，不听命于症状的感觉"就像是失去了一个老朋友。我总是说强迫症是一位朋友式的敌人。它既是你想克服的，也是你不想放弃的。"沉迷于强迫本身比击退这种感觉要来得容易。有时候，我们还可以用强迫行为去躲避那些我们不想去面对的人和事。但是，正如我们现在知道的那样，这会导致终生的痛苦。

有一名患者精彩而贴切地描述了那些对症状不进行抵抗的人的情形："坏习惯会在你的脑子里刻下凹槽。"而那些讨厌的强行侵入的念头就会直接卡在这些凹槽里。

一切尽在你大脑

人的大脑，重约 1.5 公斤，尺寸不过是差不多两个拳头紧紧拼在一起那么大，却是人体里最复杂也最迷人的器官。它是大约 100 亿相互连接的神经细胞（或称神经元）一起构筑的网络。

我们在对加州大学洛杉矶分校的强迫症患者做了调研之后，发现强迫症的确是大脑回路中的故障引起的神经精神类疾病。首先还是来看一看人的大脑，多了解一下那些称谓神秘的构造吧。它们的功能都是什么、又是什么地方出了偏差才导致了强迫症的入侵？

下面这个小型的词汇表将会对你有帮助（主要结构图解见图 2）。

- **纹状体**：纹状体由壳核和尾状核两部分构成。它们彼此挨着，都位于大脑的核心，中央的深处位置。壳核是控制肌肉运动或身体运动的那部分大脑的自动传输装置；尾状核则是控制思维的大脑前叶的过滤站。

- **眶额皮层**：处于大脑前叶的内侧，是强迫症的"热点"。作为大脑的"错误纠正回路"，它在眼窝的正上方，是思维和情感的连接之处。基底核能够发送信息告诉你，这是好事（物）还是坏事（物），是应该接近还是应该避免的事（物）。

- **大脑皮层**：位于脑部的外表面。最复杂的思维、计划活动就发生在前脑皮层。

- **基底核**：本质上与纹状体是一样的；这两个术语可以互换。可以使我们得以从一种行为换挡到另一种行为的尾状核，就隶属于基底核。

所取脑切片的位置

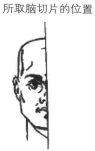

感觉—运动皮层，
精细运动的控制器

尾状核，思维的自
动传输装置

壳核，运动自动传
输装置

扣带回，弱水平的
害怕和恐惧回路

丘脑，中转站

眶额皮层，错误检
测回路

图 2　图中显示了与强迫症有关的大脑中的主要结构

- **扣带回**：位于脑的中央位置。皮层的最深处。它与你的内脏和心脏
  控制中心都有紧密联系，会给你提供这样的感觉：如果不去完成清
  洗、检查或其他的强迫行为，什么可怕的事情就要发生了。
- **丘脑**：是处理身体感觉信息的中央中转站。

在加州大学洛杉矶分校，我们有一个名叫本杰明的患者。在接受认知－生物疗法之前和之后，我们用 PET 给他的脑部进行了扫描，彩图见本书封底（也可见于图 3）。本杰明和其他实验对象接受了微量的类葡萄糖溶液的注射，注入物会在其大脑停留好几个小时，我们拍下他们大脑的照片，测量在脑部不同部分的新陈代谢活动。在此过程中，也可能是因为扫描仪的嗡嗡声，接受实验者大都感到很放松。在注射之前，我们会告诉他们："接下来的半个小时左右，我们将给你大脑的活动拍照。如果你现在就有强迫思维，这恰恰是我们要记录的，但最主要的还是顺其自然。"基本上，这是一个十分放松、绝非受罪的过程。在病人接受了行为疗法之后，我们又进行了追踪扫描。我们对接受实验者说，如果在扫描过程中，有强迫思维或是强迫行为冒出来，就操练他们所学到的四步骤法，而给患者展示这些前后对比的图片是极其有用的。这可以帮助他们深入理解"这不是我，这是我的强迫症"。了解到到底是什么导致了他们的强迫冲动将促使患者行动起来去改变病态的行为，用健康的行为取而代之，在这么去做的同时，也就在实际上改变了脑部的化学物质。

这些正电子发射断层成像术（PET）清楚地发现，在患者的大脑里（见图 1），眶额皮层，即脑前叶的内侧，新陈代谢过于旺盛，或者说是过热了。颜色代表了脑部葡萄糖的不同的新陈代谢（能量消耗）等级。红色的表示最热的部分，蓝色的则表示最冷的部分。这些 PET 扫描图片揭示了这样一个结果，即一个行为越是自动化，它所消耗的皮层里的能量就越少。现在让我们牢记这样一条重要发现：在脑核心的深处，看起来正是强迫症主要问题制造源的尾状核，对于药物治疗、行为治疗、药物和行为结合治疗，都会有反应——尾状核会"冷却下来"。右脑的情况尤其如此。可以说，我们已经科学地论证了通过改变行为来改变大脑的可行性。对待强迫症的错误信息，如果你能改变行为应答，就能纠正脑子里导致强迫症的回路，进而可以达到改善症状的目的。

这是一项花费 10 年的研究才得出的具有划时代意义的重大发现。在这 10 年间，我加州大学洛杉矶分校的其他同事一道进行了若干实验，它们帮助我们增进了对意识——大脑间的交互作用的理解。

约翰·马兹奥塔医生是加州大学洛杉矶分校神经精神研究所大脑功能成像部门的领头人。他设计了一个实验，实验对象被要求学会用从小指到大拇指依次做模仿书写动作的简单运动。但是，因为被告知需要精确地且按照既定顺序来完成这些动作，实验对象实际上需要想一下要怎么去做。结果——正如预料的那样——管手和手指那部分皮层的新陈代谢变得活跃起来。换言之，它的能量消耗增加，它被加热了。接着，实验对象又被要求重复性地签名。如果你曾经一连签过 40 张支票的话就会知道，实际上，在签到第四张或第五张的时候，就根本不用想太多了。我们发现，当肌肉重复极其相似的运动时，看上去纹状体已然接管一切。皮层消耗的只是很低限度的能量，而纹状体内的能量消耗则明显地增加。这是纹状体内的自动传输装置重新流畅地开始工作了。

想一下钢琴师的例子吧，当他们刚开始学习演奏时，不得不想着该怎样移动指头，而这将会消耗掌控手指运动的那部分皮层中相当可观的能量。但当达到了可以在演出大厅献艺的水准时，他们已经可以非常自如甚至是自动地移动指头了。这时，他们所要考虑的是音调和层次变化等。皮层不必再在考虑怎么动指头上消耗太多的能量。如此，皮层里较为发达的部分被解放了，可以转而用来思考音乐的细节方面。我们的书法实验帮助我们对这一全过程有了更深入的洞悉。

当马兹奥塔医生让一群有亨廷顿氏病的患者（一种在中年时期发作的遗传病，症状表现为遗失运动控制机能）重复签名时，这个实验显示出了不同的结果。在这些患者的脑中，原本按正常来说，只有在执行要想一想才能实现的动作时需要调动的脑功能部分，现在在重复进行相似的签名动作时也被激活了。由于这种病引起的变性破坏，这些实验对象脑内的尾状核与壳核出了故障，它们中的好几部分处于垂死状态甚至已经坏死。因为自动传输和过滤装置已经坏了，为了签上自己的名字，他们不得不消耗皮层中的大量能量。受实验者告诉我们，签名字对于他们，实在是一桩要想上半天、十分费劲的差事。在发病以前，他们可以完全不费吹灰之力做到这些，而现在却不得不从精神和身体上来努力控制他们的手。原先该由纹状体执行的功能现在改由皮层来接管了。最后，患者的纹状体几乎完全消失，外来的病态的运动特征如扭动和扭曲会大为增加。

　　脑内自动传输和过滤装置的破损，在亨廷顿病人中引发的是不想要的运动，而在强迫症病人中引起的后果则是强迫思维和强迫行为冲动。正如我们在实验中看到的那样，因为脑内纹状体中自动传输和过滤装置已经坏掉，为了签个名，亨廷顿病人要费很大的劲。对于强迫症患者来说，为了绕开闯入性思维的困扰，他们不得不费很多的精力和努力——当自动屏蔽装置又失灵时，要想排除侵入性念头的干扰，就要费劲得多（在下一章里，你会对这个过程有更多的了解）。但是，这两种有着相似性的病症之间还是存在一条重大的区别：强迫症大体上来说是一种可以调整、修正的问题；不幸的是，对于亨廷顿病，尽管相关积极的研究正在进行之中，取得进展也是大有希望的，但是至少在现阶段来说还并非如此。

　　对亨廷顿患者进行的实验让我们增添了许多对强迫症患者大脑的了解。我们知道了当纹状体工作正常时，它就像是一个过滤器，"把关"发送过来的感官信息，而这也正是它在脑内行为回路中应该担当的正确的角色。在强迫症的情况中，极有可能是因为尾状核中的一个问题，导致了从前在进化中的皮层回路（譬如那些造成清洗和检查行为的回路），冲破了控制闸门。在缺乏有效率的把关闸门的情况下，被铺天盖地而来的侵入性念头淹没的一个人会用不恰当的行为方式予以回应。这些举动被称为"行为持续重复症"，这是强迫行为的一个别名。特别地，强迫行为是一种实施者知道不恰当，也十分恳切地欲除之而后快的持续重复症：当念头涌到控制闸门处时，因为门被卡着关不上，它们会反复不已地突破到门的另一边。于是患者就会一直反复洗手或是去检查炉灶，尽管这么做毫无意义。这些举动给他们带来短暂的舒缓，但接着就会一发不可收拾——因为这门被卡着关不上，想去清洗或是检查的冲动于是乎反复长驱直入。可能性很大的恶性循环是这样的：患者实施的强迫行为越多，控制闸门就卡得越死。

　　在缺乏全效作用的纹状体时，因为念头和冲动总是想干扰人心，皮层在工作时需要花费有意识的努力。在行为治疗中，当患者试图去管理自己面对侵入性念头所做出的反应时，他要付出的正是这种努力。

我们有充足的理由认为，强迫症患者不可能根除掉那些侵入性念头，那是因为眶额皮层中的回路、大脑的"早期警报检测系统"，被不适当地启动了。这很可能是由于尾状核中缺乏恰当的过滤装置所致。对于经典强迫症症状的起源，进化演变可能承担了十分重要的责任。想一下那些被装入我们祖先大脑的自动行为程序吧，很有可能的是，这些举动的意义在于避免遭受污染和用来检查以确保自己的人身安全——例如，所居住的洞穴里既不脏也不危险。

卡在换挡器里

在行为治疗中，我们努力帮助病人理解他们的大脑里到底发生了什么，使其可以巧用大脑皮层来帮助自己停止不恰当的行为。因为脑内的自动传输装置已经坏了，他们必须利用大脑皮层才能够转换到另一个更恰当的行为上面。我告诉我的病人说："现在你只能使用比较痛苦的手动换挡了，实际上，你的手动换挡器也不是工作得那么好，它也被黏住了，很难换挡。然而，通过努力，你还是可以做到这一步。"这绝非易事。因为换挡装置已经被卡住了。但是，当他们重复这么去换挡时，通过有意识地去转变行为，实际上就在改变纹状体内的新陈代谢，也是在开始修复它的传输机制。美妙之处就在于，这个技术可令本来已经失灵的传输装置又慢慢重新自动工作了。当你一直坚持去这么做的时候，换挡和改变行为就变得越来越容易。我的同事——卢·巴克斯特医生，他在近期进行的一项研究可能已经说明了为何会如此。最近，他对一条从负责高级思维（譬如像是应用四步骤法则需要用到的思维）的前皮层发送信息到基底核的神经传导通道进行了调研。看上去，这条通道可使得脑内的换挡工作进行得更有效率。

　　行为疗法帮助你拒绝盲从于强迫冲动的命令，由此，也会给皮层中造成大祸临头感觉的扣带回的机能带来改变。在接受治疗前，扣带回已紧紧地锁死在皮层里，这也很可能是为何强迫思维和冲动总是伴随着严重恐惧的原因了，这是脑锁的主要问题之一。而在运用四步骤法治疗之后，一个人的眶额皮层同扣带回会分开，这样就可以重新自由地工作，恐惧和担心也就明显地降低了。

　　若干神经学上的研究已经发现了，当基底核或是纹状体工作不正常时，自动的肌肉运动控制会被中断，这时皮层就一定要出来帮忙。从一个行为转挡到另一个行为就需要有意识的想法来参与控制。在一个帕金森病的患者身上，是其纹状体中坏掉了的自动传输装置导致了肌肉运动的僵硬和反复发作的问题。因为换挡装置被卡死了，即使患者行动一小步，他都必须要想一下。

　　在妥瑞氏症（也是一种与强迫症先天相关的疾病）中，患者会发展出慢性的多样抽筋，或是在几乎没有先兆的情况下，突然地动作和发声。问题——我们相信是与强迫症相关的——是纹状体不能恰当地调节皮层。此外，科学家已经知道，基底核或是前皮层严重受伤的人会反复地重复一个举动，即便是在行为本身已经没有用处，或者甚至是对他们有害的情况下。有强迫症的人受强迫观念的驱使，会将一个事情做了又做，尽管他们心里一直都清楚这么干是毫无意义的。正如帕金森、妥瑞氏症等这些疾病一样，我们认为强迫症也是基于基底核和纹状体中自动传输和过滤系统失灵导致的。

　　尽管在普通大众中，罹患强迫症的比例为 1/40，然而，在妥瑞氏症患者的家人和亲属当中，患强迫症的比例则达到 1/5，妥瑞氏症患者自身罹患强迫症的比例达到 1/2 至 3/4 之高，这使得这两种病症之间存在遗传关联的理论更为可信。关节炎和关节中的肌腱炎也常见于妥瑞氏症的患者，这是由肌肉抽筋引发的抽搐动作所造成的。究其本质，是因为他们感受到强烈的想要动一下的闯入性冲动，而所完成的抽搐动作可帮助排解不适感。他们也可能会发生声音上的抽搐，一开始是有一种冲动想要重复去清嗓子，之后可能会变成发出不同的狗叫声，或是其他动物的声音。又或者他们会非己所愿地开始喊叫一些污言秽语，这会给他们带来很大的压力。而压力会使得冲动愈发强烈，正如强迫症的情形一样。我们在加州大学洛杉矶分校所做的 PET 扫描的初步数据表明，隶属于纹状体、与尾状核相邻、通常是负责调节身体运动的壳核，改变了妥瑞氏症患者新陈代谢的功能。许多强迫症者也有肌肉抽搐的情况，而许多妥瑞氏症患者也有强迫行为的表现。我们现在认为，对于这两种疾病来说，共同点在于皮层的部分出了故障——很可能，抽搐症的问题出在运动皮层，强迫观念与行为的问题则出在眶额皮层——由于纹状体中适当的部分未能恰当地调节它们（在壳核中的问题与抽搐动作相关，而眶额皮层中的问题则与强迫症状相关）。如此，是两个紧密相连的用来调节、过滤动作或思维的脑内结构出现了问题才导致了这两种相关的遗传病：在妥瑞氏症中造成了侵入性动作（抽搐）；在强迫症中则造成了强迫想法（强迫观念）。

那些注重实效的灵长类动物

复杂的信息处理和寻求解决问题这些环节都是发生在脑的前部。发送信号到脑前部内侧的功能结构——眶额皮层，看上去正是解决问题（牵涉到情感问题）的所在地。由英国牛津大学行为生理学家罗尔进行的一项研究产生了一些有意思的数据，它们可能可以帮助我们理解在一些常见的强迫症症状中大脑所担当的角色。

罗尔想知道，当重复的不适当的行为发生时，脑子里到底是什么状况。他训练一些恒河猴来完成一些简单的视觉任务。譬如，猴子学会每一次当看到屏幕上出现蓝色的指示时就去舔一个小管子，这么做会得到黑醋栗汁作为奖赏。它们真的很喜欢喝这种果汁，所以十分努力地学习，也学得非常之快：当蓝色显现的时候——耶！——果汁就在小管子里了。如此，猴子工作得既愉快又高效，在合适的时机才会去舔那支管子。通过安置在猴子脑子里的电极，罗尔观察到，在它们明白了某种颜色预示着果汁的到来时，一旦这种颜色出现，眶额皮层里的细胞就被激活了。所以，眶额皮层明显具有将提示着"果汁要来"的信号"键入"大脑的能力。

罗尔很清楚，猴子喜欢果汁，却厌恶盐水的味道。当他提供给它们用注射器装满的盐水时，猴子会将针筒和盐水的概念联系起来——很快，只要一见到针筒，它们在眶额皮层里其他的附近细胞会被激活，帮助它们后退以躲避盐水。所以说，在眶额皮层中有这样的细胞，当遇到你喜欢或者想逃避的东西时，它们都会被激活。很清楚了，眶额皮层参与到猴子的快速学习环境刺激的过程当中，并给它们发送这样的信号："嘿，这是你想要的东西。或者，这是你不想要的东西。"

接下来罗尔想了解，当他为难一下猴子的时候，会发生什么事情。现在它们不得不学会，提供给果汁的信号是绿色的而不再是蓝色的了。在第一轮测试中，当猴子看到蓝色，竞相去舔小管子却尝到了咸水的时候，它们眶额皮层中的其他细胞被激活得强烈得多了，并且，这些细胞被激发的时长也比起原先事情按它们所预料进展时被激活的细胞持续的时长要长得多。

值得一提的是，没有经过这样实验过程的猴子，尝到盐水并不会在这些脑细胞内产生如此长久的激活反应。让这些细胞有反应的是猴子犯了一个错误的事实。实际上，有时候当猴子想喝果汁却什么也没得到时，它们的眶额皮层也会被激活。再多试一两次之后，猴子在看到蓝色信号时已经停止了舔小管子。它们很快地就明白了蓝色信号已经不管用了，而需要的应该是绿色的信号。并且，当猴子持续看到绿色信号就去舔管子时，那些被正确的颜色激活的眶额皮层细胞也改由从看到蓝色兴奋变成看到绿色兴奋。看上去，猴子已经知道上当了，现在它们学会为了得到想要的果汁就不得不改变行为。而眶额皮层为了帮助它们迅速地识别出绿色才是新的正确的颜色也做出了相应的改变。眶额皮层能够识别出正确与错误的答案。它是一个真正的"错误探测系统"，并且，是错误的回答使得它进入到长久而强烈的爆发状态。

罗尔最近推测，这些在眶额皮层中的"错误检测"应答很可能与沮丧情境所造成的情绪回应有关。这样的推断是合理的，即眶额皮层里的活动可能与内在的一种"出事了"的感觉有关，而这需要用某种行为来纠正。这些猴子就是通过改变行为来做出回应的。在强迫症患者中，这个错误检测回路可能被长期而不当地激活着——或者对其活动阻止不力——也许是因为在基底核的过滤故障所致。其后果就是产生了这些持续闯入性的、担心做错了事情的念头和情绪。与眶额皮层和尾状核紧密互动的扣带回则很可能会大大地放大这种内在的恐惧。

猴子的实验让我们得以了解为何那些眶额皮层受损的人会有持续重复症的问题。如果错误探测系统坏了，人们就不容易识别出错误，并且倾向于一再地重复同样的旧习惯。罗尔的猴子实验同样也帮助我们了解强迫症的真相。记住，当猴子看到不想要的东西时，眶额皮层被激活并发送这样的信息："这个不好——出问题了。"但是，使得眶额前皮层真正活动剧烈的原因还在于当蓝色信号不再代表果汁的出现时猴子所犯的错误。剧烈活动的眶额皮层可引起一种强烈的"哪里出错了"的感觉。而如果错误探测系统经常反复被激活，就会造成一种慢性的强烈的"出错了"的感觉，这使得一个人可以拼命去实施重复的行为，试图让自己觉得好过一些。有可能的原因是什么？我们了解到，眶额皮层中的错误探测系统与尾状核联系密切，后者可以调节前者的运转，并且可以通过导致换挡行为的发生来帮助其关闭。各种各样的科学研究为我们提供了很好的证据，即基底核（尾状核为其内一部分）受损时，由于会造成这种持续性的"出错了"的感觉，可以导致强迫症的出现。

尾状核故障的后果可能是，错误探测系统被卡在"开"的位置上，由此，出错的感觉一直都不会消失。我们的理论是，既然眶额皮层是由尾状核调节的，当尾状核工作不正常的时候，眶额皮层中的错误探测系统也就会过于活跃，患者也就会有"大祸临头"的想法和感觉。为了驱走这种感觉，他们拼命地去做强迫行为，糟糕的是，实际上这些重复行为只是让那种总是觉得不对的感觉来得更强烈了。打破这个恶性循环的唯一途径是改变行为。正如你将看到的那样，这也可能是药物能够提供帮助的地方。

眶额皮层在强迫症中的关键作用正在被越来越多地证实。近期在马萨诸塞总医院的一项研究，就使用了 PET 扫描来测量患者的血流改变。研究者将一只脏的手套或是别的也肯定让人难受的物件放入受实验者进入的扫描仪中，受试者不得不同这只脏手套躺在一块，担忧着是否被污染了。研究者可见到受试者眶额皮层的活动明显增强了。当病情加重时，左脑的情况尤为如此。

这个发现具有特殊的意义，即我们现在拥有了揭示左脑眶额皮层新陈代谢的改变和患者的治疗反应之间关系的数据。我们在加州大学洛杉矶分校进行的的实验中，没有服用药物的病人先经过 PET 扫描后，接受 10 周的认知行为疗法，然后再次接受扫描。在接受了行为疗法之后，左脑眶额皮层中新陈代谢强度的降低和强迫症状的减轻之间显示出了显著的相关性。好转最明显的是那些左脑眶额皮层的新陈代谢活动降低得最为显著的患者。在没有药物的帮助下，仅仅是行为疗法——正是我在此书中教授的方法——就达成了这种变化。

解开你的脑锁

我们在加州大学洛杉矶分校也了解到，患者的右脑发生了相当于"脑锁"的状况。当发病的时候，眶额皮层中的新陈代谢升级，且会与在尾状核、丘脑和扣带回中的活动纠结在一块儿。所有这些部分的活动被锁在一起，结果是，眶额皮层中的变化与其他三个部位的活动性改变紧密相关。行为疗法就是这把将它们打开的钥匙，可使得它们可以重新自由工作。用行为疗法来解开脑锁，并辅以"游泳圈"（药物法），有效率可升至 80%。

我们已经证实了实际上可以在脑子里制造出一道新的凹槽。当患者坚决地贯彻行为疗法——摒弃不恰当的重复性行为，用积极的、非病态的行为去回应强迫冲动的时候，就可以见到眶额皮层和纹状体中的改变。脑锁松动了；脑内的回路也换挡了。下一步则是强化新回路的作用，使之运转更为自动。当新回路可以自动运转的时候，纹状体可以实现换挡器切换，且能够恰当地调控这个回路——这本来就是在正常状态下纹状体的职责。所以，改变你的行为；在脑内制造新的凹槽；在行为上取得进步；渐渐地，你会改变自己的大脑并从强迫症状中解脱出来。

我们研究了18个接受治疗的患者，发现在10周内，12人表现出了明显的临床改善。他们全都接受的门诊治疗，无一服用药物。下为三条主要发现：

- 对治疗有反应的人都显示了尾状核中新陈代谢的显著下降，这种新陈代谢原先在两侧大脑都很活跃，尤以右侧为甚（见图3，镜像图）。

- 尽管在治疗之前，在眶额皮层、扣带回和右侧丘脑的活动之间有着非常紧密的联系——即为脑锁。这些相关性在之后显著下降，即意味着脑锁松动了。

- 在左侧眶额皮层中新陈代谢的减少量和患者对症状严重性评分表的数据之间有着密切关联，即强迫症改善得越明显，眶额皮层就越"冷却"。

这些发现结论性地表明了，仅靠自我引导的认知行为疗法给脑功能带来系统性的改变是可能的。

我们也科学地证明了，成功的行为疗法，即使不依靠药物的帮助，也能够解开患者大脑中的"固定焦虑回路"，使其能够更容易地停止强迫行为。对于那些正在努力通过行为疗法来改变旧有对症状的应答方式的患者来说，这么一条知识可很好地促进他们的坚持和努力。

所取脑切片位置

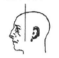

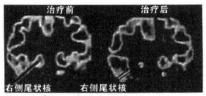

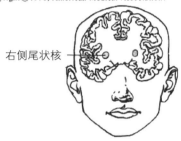

右侧尾状核

图 3　PET 扫描显示了一个成功接受四步骤法治疗的强迫症患者脑中右侧尾状核内能耗降低的情况。治疗前显示的是原先的大脑，治疗后显示的则为未服用药物接受行为疗法十周之后的大脑图片。注意"尺寸"的减小即意味着右侧尾状核在接受了四步骤法治疗之后的能耗减少。线条图显示了尾状核在脑内的所在处。

　　强迫症是第一个被证实的可通过有效的心理治疗干预来实际上改变大脑功能的精神病症。

　　当患者通过实施强迫行为徒劳地想换取些许平静时，他们实际上在加剧脑锁的程度。而当他们系统性地去改变对强迫念头和冲动的应答时，他们对自己的感觉所赋予的价值判断和意义也就同时改变了。在接受治疗以前，闯入性的念头可能会说："快去洗手，否则的话……"而病人呢，常常是用重复洗手来回应。而在治疗后，他们对同一个强迫念头的回应可能会变为："是吗？去死吧……"借着改变行为，他们在调节大脑的功能，假以时日，就能获得可观的生理改变以及强迫症状的减轻。对病人和治疗师而言，一直将注意力集中在这些事实上是十分重要的，这可以帮助他们在情况困难的时候也能保持斗志。

正如我说过的，药物对那些需要在接受治疗时降低强迫冲动干扰的人来说，肯定是有作用的（强迫症与药物的关系在第九章有所探讨）。用药物法来治疗强迫症很像是用游泳圈来教孩子们游泳。在游泳圈的帮助下，孩子们可以没有恐惧地漂浮着，这样可帮助他们去学习游泳。之后，慢慢地放掉游泳圈中的气，直至最终他们在水中完全可以依靠自己的力量。利用药物法，我们可以减少侵入的想法，从而降低患者的焦虑水平，使得他们可以坚持做行为疗法并改变自己的脑部生化。就像是游泳老师会逐渐给游泳圈放气，我们也会逐渐减少患者的药量。在治疗过成百上千的病人之后，我们总结的经验是，接受行为疗法，使得他们中的绝大多数能够在很少甚至是没有药物帮助的情况下也能取得很好的进展。

保持信心

不少人想知道信心和祷告在症状治疗中的意义。当然，几乎每一个强迫病人在被症状带来的可怕感觉折磨时，都曾希望借助祷告获得一些缓解。他们会极度谦卑地请求任何一种力量（超自然或是其他），来帮助他们从症状的强烈痛苦中获得一些解脱。实际上，他们应该要祷告的不应是强迫症状的消失——它们大都不会因为你这样祷告就消失了——应该祈求的内容是，他们自身将获得可以击退强迫症的力量。患者有变得灰心沮丧的倾向，且因为负罪感和欠缺感，他们往往会憎恶自己——这些都是可以理解的。成功的行为疗法带来的其中一个意义深刻的收获（特别是就精神层面而言）就是，患者学会了原谅自己产生这些可怕的念头：因为知道了它们是一种医学意义上的病症造成的，而与自身的思想、意识是否纯洁和高尚毫无关系。

在强迫症的自我治疗中，利用这个知识来为自己增强意志和信心的支持以绕开强迫思维的围剿，是一个至关重要的精神干预。你需要有巨大的信心，相信自己拥有可以抵抗强迫冲动的能力（或者将注意力从对症状的关注转移走，或是离开会诱发症状的现场，如离开水池或门边上）。与此同时，接受这些痛苦的强迫观念是你无法控制的——这些想法就是强迫症——都可以使备受折磨的你意识到自己作为一个精神的存在，可以抵御这些非你所愿的侵入者。要一直记住至少两条原则：第一，天助自助者；第二，种瓜得瓜，种豆得豆。

若深陷于自我厌憎的泥沼之中，是几乎不可能去抗击强迫症这样凶猛的对手的。你需要有十分清醒的意识。正确地引导自己的祷告方式和内容会十分有效，而要想达到全然觉知的状态，推动康复之路的进程，任何能够帮助自己提升内在力量和信心的方法和技巧都是多多益善的。这个不偏不倚的旁观者可以帮助你挡住强迫冲动的袭击，不然的话，你只能一遍又一遍地去做强迫行为，或是瘫坐在地上完全被脑子里荒诞的念头所吞噬。

从事自我认知行为疗法的过程真的也可以被视为一个自我精神净化的过程。切记："重要的是你的行为而不是你的感觉。"在自我引导的疗法中，你将注意力和意志投入到正确的行为上去，从事健康的行为，不要执着于对感觉和舒适度的过分关注。你所进行的这个医学上的自我治疗技术将帮助你改变脑部的生化物质，增强你的功能，并且大大缓解你的症状。

增强这种可以将精神和意志运用到更积极、更健康层面上的能力，日后给你带来的好处要远胜于治疗甚至是治愈一个疾病。

找到答案——在不用弗洛伊德帮忙的情况下

以下是我们的一些病人对他们与强迫症抗争的描述：

凯尔

凯尔是一名信贷公司的职员。多年来，他一直在同一些暴力性念头苦苦抗争。这些念头包括朝自己开枪、从窗口跳出去以及把自己弄残废等。有时候，他真想自我了断来结束这些噩梦。他祷告说："如果边上有一把武器，而我正好这么做了，请不要为此把我送下地狱。"他的强迫观念"就像是一部电影在脑海里没完没了地不停放映"。他形容强迫症好比"一只怪兽"。然而通过行为疗法，他现在学会了，"我可以同它讨价还价。我可以将它延迟一下。""现在在过街的时候，他不会再因为怕被撞死而按若干次行人通行的按钮了。"

他说："好吧，我明年才会再按一次"，然后就过街了。

多明戈

多明戈经常发现的强迫思维包括他的指甲末端绑缚着刮胡刀片这样的令人毛骨悚然的感觉。"每一天，强迫症都在这儿。有些日子是惊涛骇浪，特别悲惨，有些时候好过一些。在特别困难的日子里，我会对自己说：'你只是遇到了糟糕的日子啦。'"他把强迫症大脑的彩照图片贴在卧室壁橱的镜子门上——这是一幅 PET 扫描图，与本书封底的是同一幅。当情形很艰难的时候，他也能够正视和专注于它，"我告诉自己说，'好吧，这才是现实，这也是我为何会这样感觉的原因。'"这么做给了他去处理问题的力量，痛苦也由此减少了。"一旦知道了抗争的对手，"他说，"事情就容易些了。"多明戈也曾接受过我们的脑部扫描，当看到扫描结果图时，他笑起来并说："这儿看上去可是忙得很。"

罗伯塔

因为顽固地担心自己是否撞到人，她变得害怕开车了。一开始她找到了一位弗洛伊德学派的治疗师。这位治疗师指出，是过去的生活经历中的什么事情造成了她这种强迫观念。可是，回顾她的过去也未能对她有所帮助。最后帮助她的还是行为疗法。当理解了问题是生化失衡造成的，她说："我感到放松，不再像以前那般恐惧了。开头的时候，就像是这个东西完全把我控制住了。现在，即使我不能阻止它的发生，我还可以对自己说：'这是一条错误的信息。'然后我就多了些掌控感。"大多数时候，她可以驾车去任何想去的地方，不会像以前那样不得不在要开车去某处办事和压倒性的恐惧之间做艰难的抉择。"我愉快地上路了。"

布莱恩

　　汽车销售人员，对电瓶水有一种病态的恐惧。他也看过一位弗洛伊德学派的治疗师，后者的诊断结果几乎包含了所有的精神障碍，但就是没有强迫症。有一个治疗师曾试图用基本的暴露疗法来治疗他。回忆至此，布莱恩忍不住笑出了声："我走进此人的办公室，他的桌上放了两杯硫酸。我毫不犹豫地说：'嗨，拜拜！我现在就得走了！'我根本不可能办到这样的事情。"布莱恩的强迫症恐惧和行为变得越来越变本加厉，他直陈说："我想从自己的皮肤里爬出去。"他告诉医生说："我没有枪，而这真是件好事，要不然我会把自己的脑子崩出来。"

　　在接受自我引导的行为疗法之后，布莱恩开始切实实行四步骤法则了。当他描述自己经历的时候不禁摇起头来，"我告诉你，这是十分艰辛的工作，这是一场战役。"事情是这样的：当他在一家汽车代理销售公司找到一份新工作时，就在办公室门口几厘米外，他竟然发现了一共六套电瓶。第一直觉本来是叫人把它们拿走，接着他对自己说："不，现在该是你摆好姿势准备回击的时候了。"他让电瓶留在了那儿，并且一直到他离开这个工作的时候，它们还待在那儿呢。布莱恩知道，如果不守住阵地，如果不用重新确认和重新归因的方法来对付对电瓶水的恐惧，"我这一辈子都只有逃跑的份了。"他甚至还能拿电瓶尚摆在原处这件事来开玩笑，"我到目前为止还没有被它们吃掉呢。"他努力而虔诚地去操练四步骤法，并不断提醒自己说："这是强迫症。这完全是胡说八道。"有时候他会有些倒退，但他一直都很清楚，如果让强迫症这么得逞下去的话，情形会变得无法收拾——"最后在我的意识里全部东西都是肮脏和被污染的，从电话到微波炉。"

安娜

安娜是一名哲学系的学生。她曾经去看过一位治疗师。对方告诉她说，她的这种嫉妒和疑虑"其实是弗洛伊德学说中指出的对母亲乳房的强迫观念类型"。尽管安娜很清楚这实在是"愚蠢至极"，一直到在加州大学洛杉矶分校被诊断出来之前，她并不知道自己患的是强迫症。她和盖伊现在已经快乐地结婚了。在过去，他们一度濒临破裂的边缘，因为她无休无止无意义的质问：他今天吃了什么？他十多岁时跟谁约会来着？她长得什么样？他带她都去了哪儿？他是否会看色情画报，是否会过度饮酒？她会拿这些问题来反反复复地拷问盖伊。虽然安娜也意识到了，她曾与一些有吸毒或酗酒问题的男友交往的经历造成了她的不安全感，但直到她了解到自己有强迫症之后才开始理解这种举止的荒唐性。

在高中的时候，安娜曾产生过关于雪洛儿·提格丝的强迫观念。她当时的男朋友对她并不是很投入，而对方曾经在不经意间提到过说雪洛儿·提格丝长得不错。"这个女人让我发疯。"安娜回忆道，"她使得我的身体确实生起病来。"又过了一段时间，安娜了解到原来她的男友是同性恋，这也就解释了他那一副总是不冷不热的样子了。可了解到这一点后，反而更加刺激了安娜的不安全感的增长。以至于多年以后，躺在盖伊身边的她还会冷不丁地突然一下想到："要是我的丈夫是同性恋怎么办？"自然，就这个问题她又对身边的可怜人开始了新一轮的轰炸攻势。

每一天，安娜都会严加追问盖伊关于他一天的活动，甚至仔细到了他是否在午餐的面包上涂了黄油。如果在他的回答中有微小的矛盾处（因为盖伊在重复回答的时候多少变得有些漫不经心），安娜的世界便坍塌了。她不能停止问问题，尽管她也意识到了自己的行为堪称"令人胆战心惊的泼妇行径"。

在四步骤法则的帮助下，安娜逐渐能够战胜自己的强迫思维。当收到寄送来的女性内衣的画报广告时，她也可以将它摆放到盖伊也可能会看到的地方了——安娜将此视为一个意义重大的进步。现在，当一条强迫思维入侵的时候，她会对自己说："再纠缠在这些事情里面对我一点益处都没有，如果这是真的，有一个真正的合理元素在里面，在强迫症没有来打扰的情况下，情形一定会更清楚些。"当然，她的担心从来都不是真的。这是绝好的例子，同样也证明了我们那条十分关键的金科玉律：如果感觉上像是强迫症，那它一定就是强迫症。

安娜用"类似于禅思的方法"来帮助自己达到对强迫症的全然觉知。"真正地去接受强迫症，意味着这是一种非常深刻的接受，而且还需要一定的精神控制。"对自我情况的预计性把握帮助了她。安娜知道，"当恐惧洞穿我的身体时，是很难保持无动于衷的。"但是她也了解到，"我的身体会做出疯狂的事情。尽管我也憎恨、厌恶这一部分，却不得不同它一道生活。我的人生就是如此。虽然到现在为止，我仍然不能彻底识破强迫症的所有伎俩，但也不会像以往那般被彻底攻陷了。"

在第一次得知这一切是源于一种脑部紊乱时，安娜的心情很是复杂。"尽管知道自己有这样一种脑部的缺陷并不让人好过，但与此同时，因为发现了原来这只是一种病症，并非是我真实的自己，又让我感到无比的高兴。"她可以开始重拾破碎的自尊心了。今天的安娜不但拥有快乐的婚姻，而且已经当了妈妈。回顾以往她感慨道："尽管缺少刚强的性格并不是我得强迫症的原因，然而，如果能更坚强些，并拿出些毅力来，再加上一种深思熟虑的步骤和方法（四步骤法），就一定能够将我带出症状的困境。"

吉尔

吉尔是一位 40 岁出头的房产经纪人，她与害怕被污染的强迫观念作战已经有 25 个年头了。多年前，当她还是一个 18 岁的新娘时，曾出席了丈夫最好的朋友的葬礼。此人是在车祸中不幸丧生的。尸体陈放在敞开的棺材中，看着看着，吉尔突然被一种恐怖的感觉抓住了：从现在开始，她所接触到一切都会被污染！她反反复复地清洁屋子，到了一种荒谬而无意义的程度。脏的碗碟在盥洗池中摞得高高的，吉尔却对它们视而不见，她的注意力只集中在对墙壁、地板、天花板的擦洗上——在被沙尔消毒剂和擦洗酒精的不断清洁之后，它们早已经干净得不能再干净了。吉尔在回忆自己的经历时说，"有时候，这些浓烈的气味会让我的肺都灼痛起来。"

她从来都不能解释一个物体是怎样或是为什么变得"被污染了的"。她也知道，像自己这样成天擦擦洗洗是很疯狂的。"你坐在那儿时会想，'嗨，别人都在享受生活或是干着正事呢，你却在这儿整天忙着对付想象中的污染！'"尽管如此，她仍然停不下来。对她而言，通过清洗强迫暂时排遣一些恶劣情绪要来得更容易。有整整一年，她只是在买日用品时才离开家，而且她只去一家商场，在她的眼中，只有这一家商场尚算是"干净"。在她的强迫观念刚开始的时候，只是一个商店或一处街区被污染了。"之后就扩大到了整座城市乃至整个州，我就不得不离开了，必须搬到别的地方。因为我的病，我们搬了无数次。"尽管不能解释脏东西到底是如何传播的，但她仍坚持认为，"我污染了我的父母、姐妹和兄弟，以至于已经有16年不能见他们了。"如果她的家人给她打了电话，她就会认为电话机也被污染了，然后她将不得不"酒精"整座房子（吉尔把这个词当作动词用）。她甚至不得不清洗家里的猫，并且把真空吸尘器拆开，逐个洞地灌入酒精来消毒。圣诞节期间，她不得不将圣诞树上的装饰品全部取下来浸泡在盛满酒精的盘子里。如果她感到有一两滴想象中的污渍从曾握过电话机的手上沿着胳膊爬过来，她将不得不冲上5次澡来清除它。与此同时，吉尔开始将受污染的对象扩大到了办公室的文件上，她推测这是早些年前的离婚事件引发的焦虑所致。如果碰过了公交或地铁票，她就不得不返回家中淋浴并"酒精"整座房子。她不能忍受触碰政府颁发的汽车牌照，也不能去政府大楼里办事。

吉尔那时还和两个十多岁的女儿住在北加州，但是强迫症日益恶化，阴雨连绵的天气也加重了她的抑郁，所以她做出了开车到佛罗里达州去寻找一方未受污染的净土来作为安居之所的决定。她把女儿暂时交由朋友照管，自己就朝着南方进发了。在途中，她定期地给孩子们打电话，急切地想确认她们是否一切安好。吉尔发现，女儿曾经在被询问所到过之处和所做之事时撒了谎——因为她们担心如果跟妈妈说实话的话，就会被要求去做那些她们认为很愚蠢的例行行为——因此她们现在也被"污染"了，而如何与她们通话的同时保证自己的安全也就变得棘手起来。吉尔总是选择那些有健身中心的大酒店来拨打那些电话。为了在给女儿电话的时候避免被污染，她发明了一套惯例做法：她来到酒店，将衣服放入有锁的存物柜，将自己用干净的毛巾包裹起来，就来到大厅的电话机前。她笑说，"许多的生意人会从旁经过，他们都瞪着我。我希望没人注意到其实我里面并没有穿着游泳衣。"在与女儿通过话之后，她会用肥皂和水清洗电话，至少洗 4 次澡，洗头，穿衣停当。如此，她可以避免自己和衣物受到污染，也就不必将车内堆放的用品全部扔掉了。

今天的吉尔仍然有过度洗澡的强迫冲动，但是在大多数情况下她已经可以克服被污染的恐惧和与之相关的死亡恐惧了。行为疗法中的第一道障碍在于"只管接受强迫症，不要让自己因为有强迫症而感到难过和郁闷"。有时候，她仍然会臣服于要去洗或清洁的强烈冲动，其间因为焦虑水平非常之高，她会做出如下的推断："当然，如果不去做强迫行为我可能会免除于症状的纠缠，然而如果一直这么让自己处于强大的压力之下，我可能会心脏病发作。所以，我现在会对自己适当放松一些。如果确实感觉还行，就会去挑战一些难度大的事情。而在感觉不好的时候，我会设法去做一点事情，不管是什么事都好。"

她已经学会了，如果让强迫症顺了意，"无形之中你在提升对症状的信任度。它变成了一种习惯，你还在不停地重复它，情况于是变得越来越糟。"吉尔的折中办法可能是，从洗五次澡变为洗一次。她建议，在四步骤法的帮助下，一小步一小步地前进。

吉尔感慨说："能够将这一切重新确认为强迫症大大地改变了我的生活。如果你屈服于它，它就会像雪球一样越滚越大。刚开始时只是一个人被污染，接着是 10 个人，然后是 10 个商店，然后就是整个州了。"对吉尔来说，重新确认就足够了。她做一下深呼吸，放松之后，闯入性的冲动就消失了。"如果你马上就面对它，马上将其重新确认为强迫症，它就不会发展到要你每天花上数个钟头的时间来对付它的程度。"

在开始自我行为疗法之前，吉尔在服用药物。然而她评价道："药物就像是感冒片。它能够帮助你减弱一些症状，但并不能从本质上使得它好转"，不能起到行为疗法所起到的作用。"如果我能再早些认识四步骤法，就可以避免自己的症状进一步恶化了。我本可以节省大量的时间和精力啊。"

记忆要点

- 步骤 2 是重新归因。

- 重新归因对于诸如"为何这些念头和冲动苦苦纠缠着我？为何它们不走开？"的问题做出了直接而有力的回答：那是因为一种叫作强迫症的疾病。

- 强迫症与脑内生化的失衡有关。结果是，脑内的换挡器出现了故障：大脑"被卡在齿轮中了"。

- 因为大脑被卡住了，它的"错误检测回路"被不当地激活了，这也就造成了很难受的感觉。

- 对于不适的感觉，改变你的行为应答、转挡到积极有益的事情上去，可以最终使得本已坏了的换挡器从卡死状态中重新解脱出来。

- 当脑子开始恰当地换挡时，那种很难受的感觉就会渐渐消散，情形也变得更容易控制了。

第三章　步骤 3：重新聚焦

"光有心愿是不够的"

> 步骤 1．重新确认
> 步骤 2．重新归因
> **步骤 3．重新聚焦**
> 步骤 4．重新评价

步骤 3：重新聚焦告诉你克服实施强迫行为的冲动要做些什么。它指导你把注意力重新聚焦到一些有益的、建设性的活动上，比如园艺或电脑游戏，来"绕过"那些纠缠、烦人的强迫念头。重新聚焦的关键在于去做另外的事情。当你这么做时，你是在修复大脑中坏损的换挡器。你的大脑开始更加顺畅地转换到其他行为上。你越多地练习重新聚焦的步骤，它就变得越容易。因为你的大脑开始更有效地工作了。

　　我喜欢用变色龙和它的治疗师的故事来说明试图用思想赶走困扰人的强迫症状是无效的。治疗师告诉倒霉的变色龙："听着，你必须冷静下来。你越担心变色，你的进步就越小。现在，为什么你不把自己再次放到绿色的背景中呢？"

　　对强迫症病人来说，问题完全相同。你越想努力地把愚蠢的、烦人的念头从脑海中赶走，你成功的机会就越小。最终，你只能放弃。强迫症会赢。强迫症自我指导认知行为治疗的一个重要原则是：不是你感觉如何，而是你做什么才重要。

　　当强迫症袭来，也许你必须做的最重要的事情就是重新聚焦到其他的活动上。我的意思是什么？下面从一个方面讲如何来理解：重新聚焦就像学习军事艺术。你的对手——强迫症——非常强大，强大到你的大脑无法让它走开。但是，你有一个明显的优势：强迫症基本上是很愚蠢的。它唯一的聪明之处在于用残忍的方式把疑问根植在你的大脑中。现在，如果你正面站在这个愚蠢但强大的对手面前，它会彻底将你打倒。所以，你必须好好利用它的愚蠢。你必须站到边上，把强迫观念搁置一旁，然后通过把精力放在其他的地方，做其他更加愉悦的、更具功能性的事情来绕开它。

　　这就是重新聚焦。你重新聚焦在另一种行为上。它可以是一种身体活动，比如散步、刺绣、投篮。在治疗早期，身体活动看起来尤有帮助。但是，重要的是记住不管你选择什么活动，它必须使你乐在其中。你可以听音乐、烹饪、编织、玩电脑游戏、给你的天竺葵浇水。目标是持续这种活动至少 15 分钟——而不是用傻里傻气的仪式性行为来对大脑中的强迫观念进行反应。这就是 15 分钟法则。

　　15 分钟只是一个指导性规则。刚开始的时候，5 分钟可能就是你延迟的极限。重要的是至少在 5 分钟里，你不会坐在那儿沉浸在侵入大脑的自我破坏、困扰人的想法和冲动中，而且不会将这些想法和冲动付诸行动。相反，你有意识地把这些毫无意义的念头重新确认为强迫症并将它们重新归因于大脑的线路问题。重新确认和重新归因帮助你获得"中心感"并准备好把你的心智带离强迫症，回到现实中来。现在你已经准备好把你的注意力重新聚焦在其他更健康的行为上来绕过这些强迫观念。

　　一句话概括重新聚焦：转换另一种行为。当你这么做的时候，你会了解到当强迫冲动没有被付诸行动，它们就会改变并随着时间趋于消失（当你遵循 15 分钟法则时，事实证明药物同样有助于让强迫症更快地消退；

见第九章）。

循序渐进

不要陷入试图通过狂热、不间断的活动一次性地消除强迫观念的想法当中（不要忘记第一章中好心的老盖勒教授和他可怜的怕蛇、恐高、怕黑的病人）。你宁可逐步地前进；慢而稳步向前会赢得比赛胜利。你没法一次做完所有的事情。让我们举例来说，比如你有强迫污染的思维，讨厌的"我必须洗手"的想法又出现了。首先，你重新确认并按照它的本来面目称呼它——一个强迫观念。然后你重新归因，把责备直接放到属于它的地方。你提醒自己，"这不是我，这是我的强迫症。"然后你重新聚焦：你从洗手池走开，没有洗手，而是去做一些让你高兴和有益的事情。你不试图通过对它是什么和它意味着什么做出某种神奇的解释来让强迫症消失。那是毫无结果的挣扎。你只会变得沮丧，确切地说是从内部被击垮。

通过重新聚焦和改换到另一种行为，你转动了大脑中那些卡住的齿轮，用明智的方法抵御住冲动的袭击。当你这么做时，冲动开始慢慢减少，因为你正在改变大脑中的化学物质。当你对冲动毫不留意的，它就会走开。你转换行为的齿轮，提高大脑的运作功能。这是我们在加州大学洛杉矶分校研究所证实的。

重新聚焦步骤是自我指导的认知—生物行为治疗的核心。重新聚焦的关键在于：意识到即使强迫症的观念或感觉仍在那里，你还是必须继续前进到另一个行为上。你不让那些思维和感觉决定你要做什么。你的战斗口号永远不是"我必须驱除这种感觉"。如果那样，你确定无疑是个失败者。想让糟糕的感觉立刻消失，你做不了什么太多的，就像你无法关掉汽车烦人的虚假警报。你必须绕过它。生活的最大的讽刺之一是：当我们真的不再关心能否得到什么东西时，它往往就会出现在我们眼前。同样的原理适用于与强迫症的斗争。当你说，"嘿，谁在乎它们是否走开没有？我要去做一些建设性的事情”，你实际上增加了它们走开的机会。同时，你正在做的事情让你感到愉悦，而不是痛苦。你正在使用你的不偏不倚的旁观者——你内在观察的理智之声——说："噢，那个？那是强迫症。让我做其他的事情吧。"通过做另一种行为，你还会增强大脑的功能。

　　正像加州大学洛杉矶分校研究所证明的，绕过强迫症的能力是一种强有力的武器。当你这么做时，你实际上改变了大脑工作的方式——本质上与药物改变大脑化学物质的方式相同。你修复大脑中破损的过滤系统；让尾状核的自动传动装置重新开始工作。当强迫冲动袭来，你努力等待至少15分钟而不要付诸行动。在那段时间结束的时候，也许你就能够说，"噢，它仍然困扰我，但是不那么强烈了。我注意到有一些变化。"如果第一次尝试时，这没有发生，那么要有耐心；随着时间的流逝它会发生。当你学会管理焦虑，你的觉察能力就会提高。你会培养出强有力的心智，它对微小的改变反应灵敏并且能看出这些变化的意义。不偏不倚的旁观者是运用心理力量的极致。在一个成功的15分钟等待之后，你可以评估情境并决定，"哦，它不再那么困扰我了。我要再等15分钟。"这样做的人总是能够好起来。我还没见过一个人达到那种坚定水平却没有获得什么改善的。

只要是在努力之中，就是在取得胜利

　　如何定义"好转"呢？由于强迫症是慢性疾病，因此我对好转的定义是：达到某一点，此时强迫症对你的日常生活功能的影响大幅度减小，它不再使你总是做让自己懊悔的事情，不再妨碍你的工作表现，不再困扰你的个人关系，不再不停息地支配你的注意力。我可以保证，为了你自己，你可以做到。即使你的强迫症可能还会来偷袭，让你的生活变得悲惨，但是现在你知道了重要的并非你的感觉而是你的行为。正像加州大学洛杉矶分校研究所显示，当你专注于绕过强迫症，你内部的感觉就会比较舒服，因为你的大脑开始更好地工作了。另一方面，如果你只是坐在那里，一再地重复"我必须感觉舒服些",而不改变你的行为,那你就不会改变你的大脑,你也不会好转。你需要积极起来,而不可以消极下去。

因为眶额皮层被齿轮卡住了,它发出虚假的信息,但这并不意味着你必须听命于它。我们加州大学洛杉矶分校小组围绕这一重大心—脑发现构建了四步骤法。许多科学家和哲学家倾向于说,"如果眶皮层说'去',它必须去。"但是不是它"去",而是你"去"。你是那个决定是否要听命于愚蠢的信息并采取行动的人,而不是你的眶额皮层。你的眶额皮层可能会告诉你,"洗!"但是那不意味着你必须去洗。结果是,如果你拒绝投降和清洗,你就会开始用和眶额皮层一样的工作方式做出积极的改变。你的眶额皮层告诉你,"洗这个!检查那个!"如果你听从,它就会变得越来越炽热。但是,如果你拒绝听命于它,我们已经知道,它会冷却下来(记得封底上那些脑成像图片吗)。

通过学习将实施强迫思维的行动推迟 15 分钟,或者甚至只有 5 分钟——你在学会阻止自己的反应。你不需要花数小时和医学专家在一起,像以前曾经认为有必要的那样。这是真正的自我指导治疗,你感觉你是自己的治疗师,当然你还是可以寻求另外的帮助和支持。当你应用四步骤法时,你会发现你能够越来越长时间地暴露在那些可怕的想法和冲动面前,却没有采用强迫的仪式行为进行反应。最初,你可能必须很快从洗手池边走开以避免投降和再次洗手,或从门边走开以避免再次检查门锁。在开始阶段,和洗手池或门锁之间保持一定的物理距离没问题。但是永远不要对自己说,"噢,我投降了。我实在是糟透了。我是个失败者。我永远也不会好起来。"如果你做了一个强迫行为,就只是告诉自己强迫症在这个回合赢了,并发誓下次你会努力忽视洗手池或门锁并聚焦在有益和愉快的事情上。只要意识到这是一种行为治疗的形式,即使你正在实施一个强迫行为,它也会防止你从表面上认同强迫行为的表面价值(这不是"洗手",这是"一个强迫行为"),并保持你的不偏不倚的旁观者积极地发挥作用。

典型的,强迫症患者会在一天里多次体验到强迫冲动并实施强迫行为。然而,只要你能在感到冲动和付诸行动之间插入一定的时间,哪怕只有一两分钟，那也做得很好。在那个时间段结束的时候，重新评价强迫冲动非常重要，对于你把它困住的那段时间里它在强度上的变化做个心理标识。即使是最细微的强度变化——这经常发生——你也会学习到你可以控制对强迫思维的行为反应。

记录你的精神成就

用一个手册或日记来记录你在重新聚焦中所取得的成功很重要。它可能只是一个能被收在口袋或钱包里的小记事簿。为什么这个如此重要呢？有两个原因。在与强迫冲动的鏖战中，你并不总是很容易记住哪个重新聚焦的行为最有效。更重要的是，保持一份书面记录有助于你将这些有帮助的行为更坚定地印在脑海里。当你看到日记中成功的清单不断拉长时，它还可以帮助你树立信心。

克服强迫症有精神的一面，也有生化的一面。你播种什么，你就会收获什么。当人们过度关注于他们的感觉时，恰恰与克服强迫症所必须要做的事情背道而驰。你可以改变你的大脑。但是，你必须通过播种来收获奖励。没有人可以帮你做功课。

在对强迫症的研究中，我们了解到大量关于大脑如何工作和人脑中发生些什么之间的关系。我继续研究强迫症的成因和治疗在很大程度上是因为我感到值得与强迫症患者一起工作。他们通常非常感谢别人的帮助，不但勤奋，而且具有创造性、真诚和热切。在我的治疗小组中，一位女士说："不管做什么我都很认真；即使是选择早餐的谷物。"在学习四步骤法时，这种热切是一种优点。但是，如果强迫症患者看到的是与恶魔般的疾病作无望的斗争，他们也容易变得失去能量，感到疲惫。重新聚焦有助于再次激发他们的能量。

最好的重新聚焦的活动需要全神贯注、策略和他人的参与。例如，独自慢跑，比不上一场好的桥牌赛或解决工作中的难题那样能让你的心智摆脱强迫思维和冲动，只要你做的事情确实能给予你愉悦感（这不是在否定独自慢跑对许多人有所帮助）。再次强调，我的病人非常有创造性。一位男士过去不敢刮胡子，因为害怕成为淫秽强迫观念的一种惩罚，他会伤到自己。现在当这些想法涌起时，他却可以把刮胡子当作一种重新聚焦的活动。结果是他的脸和他的心智都变得非常洁净！

心·脑联结

研究强迫症是一件颇能激发智力火花的事情。和许多患有其他精神疾病的人有所不同，强迫症患者可以用相当清晰的语言告诉你他们的感觉和困扰。他们可以详尽地描述出每一分钟感受到的不祥预感和侵入性的冲动，以及这些感觉、冲动所引发的痛苦和折磨。为此，我们对有洗手、检查之类强迫冲动的患者脑子里的状况有了相当清晰的了解。因为现在已经对强迫症患者大脑中发生的状况有所了解，我们得以更好地理解大脑内的状况与人们的内在感受之间的关系。理解大脑中发生的事情和一个人的内在生活之间的关系非常重要，这不仅是出于医学方面的原因，也因为它自身就是一个让人着迷的话题。有三方面的因素牵涉到其中：患者能够叙述其内部感受的能力、对潜在的引发强迫症的脑部问题的理解以及一桩饶有兴趣的事实，即在所有精神疾患的治疗中，强迫症是少数对安慰剂疗法——没有药效的伪药——没有良好反应的疾病之一。即使是精神分裂和抑郁，当服用安慰剂后——他们认为可能对他们有帮助——都有相当多的人真的会在短期内有所改善。但是，强迫症患者服用安慰剂通常只有少于10% 的人表现出好转，所以，如果不采取积极的行动来抵御症状，那么真的不但什么也不会发生，情况甚至有可能会恶化。把这些发现放在一起，你可以看出为什么强迫症的研究对揭示心脑关系有如此重要的作用。强迫症患者好转时（只有真正有效的治疗才能让他们趋于好转）大脑会发生变化这一强有力的证据，以及在治疗前后强迫症患者可以精确地把他们的思想与感觉相联系这一事实，结合起来就成为研究大脑、行为和人类心理生活之间关系的重要信息来源。

保持积极！

我坚信，允许或鼓励病人变得消极是许多现代药物的弊病。一个人去看医生，医生做了医生该做的事情，然后病人等着好转。我们加州大学洛杉矶分校的治疗方法教会人们可以做什么来帮助自己。如果药物是用来帮助人们自己的"游泳圈"，那没有问题。在治疗强迫症时，药物可以让许多人感觉学习和练习四步骤变得容易些。当你应用 15 分钟法则时，药物当然会让不舒服的强迫症状更快地消退。但是最终，在你持续地练习自我指导认知一生化行为治疗后，你发现你可以成功地做到这一切，而且使用越来越少的药物，那可真是件好事。

关键在于，当你越来越少地实施强迫行为，同时越来越少地关注强迫观念时——绕过那些思维——那些念头和冲动就越来越快地消退。

熟悉的大脑三重唱——眶额皮层、扣带回和尾状核——联合起来反对你。眶额皮层向你发送"有什么东西出问题了"的虚假信息；扣带回直接连通到心和内脏，让你感到，"噢，如果……可怕的事情就会发生"；尾状核不转换齿轮让你抛弃重复、荒谬的行为而继续向前到下一个适当的行为。但是一旦你开始运用四步骤，你将不再对这些虚假的信息不假思索、自动地采取行动。你知道在发生些什么，你会停止像个木偶似的反应。你的不偏不倚的旁观者会让你保持与现实的接触并告诉你，"这是好的，那是不好的"；你的舌头告诉你"这是甜的，那是酸的"；你的眼睛告诉你"这是红的，那是绿的"。你会看到自己并问自己，"这是什么感觉？"答案：它是脑锁。一旦你意识到这种感觉没有深层的意义，只是虚假的警报，你就能在很大程度上忽略它并继续做你的事情。你转动齿轮，然后做另一种行为（如果能进一步则更好，因为你先前已经预料到要发生的事情并做好了计划，你提前就知道你要做什么事情）。

它意味着什么：什么也不是

如果你认同强迫症虚假信息的表面价值，你就会浪费时间去烦恼和担心。"那个人碰到我了吗？当我不看他的时候，他可能会打我。哦，天哪，那是什么意思？"内心深处，老实说，你知道它什么也不是。你知道你不会因为"碰到"那个神秘的人而被污染。但是，如果没有作为工具的四步骤法来帮助你确定，这种感觉就会强烈得让你倾向于相信它。

你并不想马上拍着胸脯说："是的，我有 200 个强迫行为，明天我就要停止这些行为。"从简单的开始做起：追踪一个，在对它的愚蠢命令采取反应之前等待 15 分钟。从你感到压力最小的行为开始可能是明智之举。如果你认为有帮助的话，列出一个压力清单（见第八章，四步骤法与传统行为疗法）。

作为人类，你在起跑线上有一点儿优势。狗也会有一种障碍，使得它们强迫地、破坏性地舔爪子、毛和皮肤——这是美国国家健康研究所的朱迪思·瑞珀特博士发现的一种疾病，这种障碍可以用治疗强迫症的药物来治疗。但是，你不能对一只狗说，"那不是你，那只是一种犬科皮炎罢了。是由你大脑发出的冲动造成的。重新聚焦。去后院刨坑吧。"然而，作为一个人，我们有观察自己行为的能力，有运用不偏不倚的旁观者的能力，有增强心理觉察的能力，有深思熟虑地决定对大脑发出的信号做出评价和反应的能力。我们在加州大学洛杉矶分校的病人已经发展出他们自己的技术并把自己从强迫冲动中转移开来。一位年轻的男士用双手打着响指；一位女士轻轻地拍击自己的脸几分钟。去做任何一件对你有效的事情。

在重新聚焦中的开始阶段，能坚持 1 分钟都是一个进步。但在接下来的几个星期，你必须突破极限。这是一个战斗机飞行员的领域。你不再把你的心理时钟固定设为 5 或 10 分钟。你必须让自己增加对不适感的容忍度。给自己许诺一些奖励是绝妙的主意——一张电影票、酸奶或冰激凌——如果你能在对一些强迫思维采取行动之前至少等候 15 分钟的话。然后，你应该在行为一治疗手册上记录下你的成功。许多人逐渐把记录自己的成功看作最大的奖励。我们治疗小组中的一位女士有身体畸形恐怖症——这是一种与强迫症相关的症状。在斗争了许多年之后，她终于下决心摒弃过去的生活方式：总是待在昏暗的光线中，用报纸遮盖住镜子以防自己用残忍的抓挠来消除想象中的皮肤瑕疵。每成功度过一个抵御住抓挠冲动的 15 分钟，她就给自己 25 美分买新衣服。这办法绝对有帮助。

当继续前进变得困难时，当重新聚焦的工作加重意志力的负担时，记住总有一天会有回报。随着时间的推移，你会开始从坚持不懈四步骤法练习中进步很多。你会改变大脑的内部工作。通过重新聚焦，通过绕过你的强迫症，通过接受它原本的样子，不接受它不是的东西，你会逐渐理解你的生活不取决于控制那些可怕的、侵入性的感觉，你的世界不会因为强迫症没走开就变得粉碎。

挫败那些焦虑感

从事一项需要全神贯注的活动是把自己从强迫症状中转移出来的绝佳方式。这可能就是霍华德·休斯在驾驶飞机时所做的。休斯在驾驶飞机时什么都不想，但是，当他想到触摸想象中污染的门把手时却被恐惧紧紧抓住。在他的年代，他的朋友对他的举动困惑不已，但是，如果我们根据现在已经知道的关于强迫症的知识来分析，其实并不难理解：门把手给他对死亡的病态恐惧感。由于他没有将飞机与污染相联结，所以，他没有与飞行相联系的恐惧。飞行对休斯来说是一种行为治疗。在控制飞机的时候，他离开强迫症，重新聚焦在一项需要全部注意力的活动上。因为在飞行中，飞行员需要全力控制。对于一个强迫症患者，触摸普通的"脏"门把可以引发灾难即将来临的恐怖想法，短时间内害怕的感觉无法控制，也许是因为扣带回的工作故障造成的。但是可以绕过去，并且通过这种方式加以控制。

一段时间之后，四步骤会变得几乎自动化。迈克尔总是强迫地认为他的裤子太紧，他说四步骤给了他"所需要的规则。我学会告诉自己'你今天做了这个，明天就会感觉好些。明天做这个，后天就会感觉好些。'四步骤是初学者的指导。现在，看起来我还在做四步骤，但是其实我已经不再需要想着四步骤了。我想大多数人都在某种程度上即兴创造对自己有效的方法，但是，他们仍然在应用最基本的原则。你知道，你不必想'现在我要做第一步……'你也不必想'好，这是个生化问题。'你只是在自己的脑海里明确地知道你有什么问题。你不必一定要给它一个命名。事实上，你只需要知道你必须做一些其他的事情。你即兴创作，但你总在努力提高中。你不断设计练习来帮助自己"。这对中等程度的行为治疗是个好建议。

迈克尔说："有时候，重新聚焦有点像要把思维挤出我的大脑。我几乎感到有什么东西在撞击我的大脑之后离开，而那一点也不像强迫症的感觉，是有点儿好的感觉。"他发现锻炼身体对绕开强迫思维非常有帮助。"如果我能一天24小时都在打篮球，我会感觉很棒，而不会感觉糟糕。"当迈克尔的焦虑水平低的时候，他的专注能力则变得很强，他能够非常好地完成速记工作。"人们说：'噢，那很好。你有一份像样的工作，即使你有强迫症，你也能胜任。'但是我的反应是——我想这对我是有好处的——我不想再从事这个工作了；我想做一些我喜欢的事情。"当他的强迫症持续地好转，他对找到一份更好的工作感到更加乐观。长期以来，因为强迫症状的侵入，他几乎无法阅读。他总是反反复复地读着每一页，而现在他可以狼吞虎咽地阅读、学习新的东西了。"我现在一个月读的书比过去一年都要多。随着行为治疗的进展以及与日俱增的对症状本质的洞察力，我希望可以在工作中取得更大的成功。"

在与强迫症的斗争中，迈克尔表示，他差不多取得了70%左右的进展。"你必须继续努力。那是让已经取得的进展继续扩大的唯一途径。我意识到我身上的一些东西，生化的、基因的，不管是什么，永远不会让我达到100%。但是我会一直努力靠近那一点。同时，我也是现实的。对我而言，很重要的一点是不要抱有无法达到的目标，但仍要努力达到尽其所能的地方——意识到这一点，焦虑就不再会要我的命了。”

对迈克尔来说，坚持参加每周在加州大学洛杉矶分校的强迫症治疗小组就像在做家庭作业，是还在进行中的行为治疗的一部分。简而言之，这是一种警觉。不过，他放弃了最初想帮助那些还没有达到他成功水平的小组成员的想法。出于最大的善意他曾经给小组带来一位驱虫专家的名片，猜想这对有杀虫剂恐惧的组员会是一种有效的暴露治疗。毕竟这曾经对他有效。然而，他回忆道：“这让有些人发疯。我现在意识到我不可能成为特里莎嬷嬷。”

作为“治疗师”，我们可以从迈克尔的经历中学到重要的一课。每个人都必须用他自己的方式，以他自己的步调与强迫症战斗。

杰克战胜了洗手的强迫行为，他仍记得我给过他的一个手指益智玩具，你越用力拔手指，它夹得就越紧。你必须要冷静下来，运用你的头脑，然后解脱你的手指。这就像被强迫症夹紧的时候，在慌乱之下你胡乱挣扎、用错了力。你需要做的是保持冷静，然后用四步骤来解开你的脑锁。对杰克来说，保持冷静是他坚定不移的信念。他承认，“我过去的那种性格更喜欢有强大的外力为我做每件事。我曾经酗酒，酒精会让我变成另外一种人，我不必面对自己或做出改变，所以它正好符合我的个性。”在来加州大学洛杉矶分校寻求治疗之前，杰克使用药物治疗，忍受着可怕的副作用，但是他的强迫症却没有取得什么进展。回顾过去，他说医生的作为“有点像是试图杀死一个我体内的病毒”。当杰克打电话告诉医生药物让他头疼欲裂时，医生建议他：“就保持那样，你不能因为一点漏水就弃船。”终于，杰克意识到药物真的不能帮助他。他对自己说，“就是它了。现在你得做出决定，你要改变你的行为，你不能只依赖化学物质来改变你的生活。”此前几年，杰克还得了酒精过敏症。

杰克面对现实，“我已经没有选择了。我不得不开始依靠自己，而不是药物。冬天快来了，一想到会再次拥有那双干燥、开裂的手就让我无法忍受。必须做些什么。直到此前，我还在想即使有一双那样的手也比在洗手冲动前坚持不让步要强，因为我将不得不忍受随之产生的焦虑感，但是我开始怀疑这样是否值得。"

"我开始尝试不再屈服于我的手很脏而且会到处散播污染的想法。当然，不洗手在开始时让我感到很焦虑，但是，随后我发现抵抗强迫冲动的时间越来越长，却什么也没有发生，下一次这么去做也就变得更为容易了。逐渐地，你积攒了一些虽然对强迫观念不予理睬，却并未真的发生什么后果的事件记录。参加治疗小组也是很有益的，因为你很难去参加小组而不表现出任何进步。而一旦有了进步，你被鼓舞着继续前进，这样你就不会令其他小组成员失望。"

"我发现当我忽略那些不愉快的、侵入性的想法时，它们的强度就会降低。正是在我对它们关注的时候，它们开始干扰我。我还努力减少离开家或车子时过度仔细的检查。这很困难，因为没有保护的住所或汽车总能引发太多的恐惧。当然，保持整洁和保护财产是每个人很自然的想法。只是患有强迫症让你不知道什么时候停止。最终，你必须告诉自己你已经采取一切合情合理的手段确保它们的安全，然后离开你的家或汽车。当强迫症变得很糟糕时，你可能虽然眼睛明明盯着锁好的门或关好的窗户，可心里却没有应有的确定感。此时，你必须一再向自己保证每件事都没问题。"

当杰克开始让自己在检查方面少花一些时间时，他意识到："你对事情其实并没有绝对的控制，你只能做到自己的最好程度。然后必须决定何时算是已经做得足够多、可以停止了。检查的次数可能增多或减少，取决于你经受的压力，但是你必须让它不要失控。你必须对自己取得的每一个小小的进步给予肯定。正像我在小组里学到的，你的行为改变越多，相应地你的观念也就改变得越多。"

有时候，杰克发现很难说清他所经历的是否是强迫症。例如，一名强迫症患者常见的症状是囤积没用的东西。但是时不时地，他却有着相反的问题：他变得强迫性地要扔掉那些他认为不再需要的东西。一开始，扔掉东西让他感觉愉快，但是，后来情况失去了控制，它吸引和占据了他太多的注意力和心思。他不知道什么时候去停止重新安排、分类和整理事物。这时候，他判定这很可能是一种强迫症状。他是对的，如果你认为它是强迫症，它就是强迫症，现实并不会让你感觉像强迫症。

杰克在小组里待了三年，他还在继续练习自我指导的疗法。如今，他估计，他的症状已经减轻了 90%。他每天洗手的次数是"普通大众所能接受的"。

与敌人正面交锋

克利斯朵夫有强迫污染的观念，还有可怕的亵渎神灵的想法，他设计出一个实用的自我指导治疗技术。他的邻居出外度假时，会请他帮忙遛狗。对于一个对污染怕得要命的人来说，在"肮脏"的街道上遛一只"脏"狗那可真是一个挑战。克利斯朵夫正面迎接了这个挑战：他会停下来，抓起一把土，然后擦在他的手和胳膊上。做完之后，他就会全神贯注地遛狗。回家之后，他不马上洗掉那些土，一直到需要去工作或上床睡觉时才洗掉。他从未形成强迫洗手的行为！因为他听从了不偏不倚的旁观者的指导，对现实有清晰的认识。

因为克利斯朵夫在厨房里工作，他必须经常洗手。有段时间，他说，"我有一种奇怪的强迫思维：如果我洗几遍手，就会形成强迫行为。而这本身恰恰是一种强迫观念。"但是这个强迫观念没阻止他去洗手。再一次地，他成功实施了自我指导的行为治疗。因为现实不会假装强迫症的感觉，所以他在感觉到有洗手需要的时候总是很确信，那么它就不是强迫症。在这个特别的案例中，强迫症会让人停止洗手。他在餐厅的一项工作是在比萨上涂番茄酱。这对于他来说极其困难，因为他有一种番茄酱其实是血的强迫观念，但是，他别无选择。这是他每天必须重复做的工作。从效果上说它成为持续的暴露治疗。随着时间的流逝，克利斯朵夫克服了番茄酱是血的想法，而且再也没有对比萨的恐惧了。

艾米曾有一种病态的恐惧：如果她拿起一支钢笔或铅笔，她就会写一些淫秽的东西，她回忆了克服这一强迫观念的胜利时刻。那天是她的生日，全家人一起去一间意大利餐厅用晚餐。餐厅的领班恰好把聚会安排在服务台旁边，她顿时惊慌失措，因为那里可以清楚地看到服务台上的钢笔、铅笔以及便笺簿。她想逃跑，但是她没有。她记得："我只是有意识地对自己说，'我要坚持。'我告诉自己这不是真的。你不会站起来到那儿做什么事。你会像常人一样坐在这里。你不会对你的恐惧采取行动。"然后，她重新聚焦在生日庆祝上，并和家人在一起。她认为对强迫症的回击可能是她送给自己的最好的生日礼物。通过自我指导认知生化行为治疗，艾米对钢笔、铅笔等逐渐变得轻松。有意思的是，当她的打字机坏了，她有意不去修理它。她知道这会逼迫自己使用钢笔、铅笔，从而加速她的康复。

布莱恩对电瓶水怀有可怕的恐惧，当强迫思维登峰造极时，他曾经请一位物理学家朋友帮忙计算驶过一处洒有酸的地方之后，电瓶水会在车胎上沾多久（记录显示，他的朋友推测酸的一切痕迹大约会在轮胎转过 4 次后消失），这时候他知道他需要专业的帮助。现在布莱恩能够把他的强迫观念看作是"纯粹的无稽之谈"。但是他仍然记寻那些痛苦的夜晚：跟随着警车和救火车，在人行道上清洗真实或想象中四处飞溅的电瓶水。他摇着头说："我会真的出门去清洗公共马路。那真是古怪得要命啊。肯定有人看到过这个拿着桶和小苏打的白痴。"

像其他许多遭受强迫症的患者一样，当布莱恩"满腹"胡话时，他开始寻求帮助。"我对那些东西感到烦透了，对它带来的消沉情绪厌倦透了。我没法做正常的事情。一天当中的每分每秒，我的大脑都集中在电瓶水上。"

很快，布莱恩就说四步骤法是"仅有的、正好可以帮助像我这样的人的好工具……你必须达到精神高于物质的境界。你得对自己说：'嘿，实在走投无路了。'你知道对我来说什么最困难？跟那些害怕棉花、尘埃或任何其他东西的人在一起，（因为这在）理论上没有实际的危险，但从理论上说来，硫酸是有危险的。所以，对我来说，要区分两者真的挺困难的。你对它得有一种健康而认真的态度，但是同时得注意不能越过边界。我一直过着一种'过了界'的生活，我的意思是，酸到处都是——它在我的卧室里、在房屋的墙上……"记录显示，强迫症可以让人害怕尘埃达到像布莱恩害怕酸的程度。无论怎样描述强迫症状的古怪和荒谬都不过分。

得益于四步骤法和一些帮助他开始治疗的药物，布莱恩现在已可以绕过大多数强迫观念。他的花园是最好的用来重新聚焦的地方。"每逢周末，当我在园子里努力地工作时，我收获了许多成功。我是一个热情的园丁，在园子里修剪、犁地、拔草、出汗，对我来说这是一种很棒的逃避方式。"通用的原则很简单：如果你有一种爱好，尽量多地运用它来重新聚焦，那么，你就用一份努力换来了两份好处。

自我转移的力量

安娜，哲学系的学生，因为凭空地担忧男友会背叛自己，她总是无情地拷问他。她回忆道："第三步——重新聚焦——对我的康复至关重要，但它也是非常难学习的一步。如果你的生活被架构在强迫行为的基础之上，那么，消极等待几乎就是你最不应该去做的事情。把自己抽离开来，去做其他的事情会有所帮助。而且，即使我不能真正全神贯注于另一种活动，但仅仅让时间过去也会产生有益的效果。通常，在让它过去15分钟之后，我会再努力去试另一个15分钟，随着时间的流逝，我能够越来越好地掌控自己。"

安娜在此之后有了一个重要的发现："那些有强迫行为的人有时候可以把自己从实施强迫仪式的地方——洗手池或门边移开。但是，从身体中去除一个人自己的思维是不可能的。"她发现，15分钟法则尽管很难执行，但还是给她以"退守的空间"和可以"把强迫观念评估为强迫症，而不是什么至关重要的东西"的能力。

坚持较短的时间，哪怕是 1 分钟或 30 秒，也是完全可以接受的，尤其在初始阶段。关键在于做下心理记录并重新确认："这只不过是强迫症，没有什么真的错了。"通过有意识地把思维转移到其他事情上，随着时间的推移，安娜学会了抵制自己的冲动。她不再成天用那些疯狂的问题来拷问可怜的、备受骚扰的男友，得以将自己从强迫症思维和冲动中转移开来并且去实施重新聚焦的步骤，而不是像在治疗之前做的那样（那时候，她会对自己的强迫思维倾注更多的能量）。结果是，强迫症攻击的强度降低了。"在几个月的时间里，这些小小的进步不断累加，最终让我的精神健康明显好转起来。"

尽管随着在一定时间内所承受的生活压力的不同，她或多或少还有强迫观念和冲动，但是安娜现在的情况是，"更有可能是强迫观念通过我的大脑，而不让它们渗进来感染我的整个思维过程。例如，几乎每次我看到一把利刃，强烈的、侵入性的想法或图像就出现在我的脑海中。"（她关于刀子的强迫观念与她的强迫嫉妒完全无关）"完全不知不觉地，我想象着刀子正插入自己的身体，这一幕如此鲜明生动，足以让我心惊肉跳。或者，如果有人和我一起在房间里，我就会想象我在刺伤那个人。现在，因为我知道这些都是不必要的、根本毫无意义的想法，我就不再像过去那样去琢磨，而是让它们过去。我不让它们摧毁大脑的平静。在实施四步骤法方面，我取得了相当的成功，因为在面对强迫症发动的攻击时，我能够战胜对方，而不是一味屈服，这增强了我的信心。我还没有完全从强迫症中解放出来，但是大部分时间我能管理它，而不是它来控制我。"这是一个非常好地应用"这不是我，这是我的强迫症"原则的实例。

凯伦，强迫囤积者，她也发现重新聚焦是四步骤中最有帮助的步骤之一。她建议："做一些你喜欢做的事情并专注其中，譬如种植花草、读个短故事、插花和溜旱冰。如果你能重新引导你的注意力和行为，强迫冲动就会过去。即使它真的又回来，也可能不再那么强烈了。再重复一遍，做其他的事情，确实奏效！当我碰到旧货销售或一个吸引人的垃圾箱时，我使用这个技术。如果我能让强迫冲动延迟足够长的时间，销售活动就会结束，或者其他人可能已经取走垃圾箱里的东西。然而更可能的是，我会感到疲倦，而强迫冲动已经过去了。"

凯伦许诺说，当你的行为发生改变时，你的态度也会随之改变。"每一个成功的滋味都是独一无二的甘甜，而这种感觉会驱使你向进一步的成功迈进。你知道，因为你之前成功地做过，这次你也可同样办到。你对未来的展望也会从消极变为积极，从黑暗变为光明。"

花了两年时间来整理和丢弃废物，凯伦和她丈夫的家里无垃圾计划目前已经完成了近 3/4。她现在体会到拥有整洁的房屋、美丽的庭院以及自由地邀请朋友过来与他们分享的巨大满足感。不过，她感慨道："我还得到了一个更大的奖励。我不知怎样已经跨越了头脑中无形的界限。我对自己说：'我要打败这家伙。' 真的中了头彩。行为治疗的承诺真的实现了。过去那些让我有囤积欲望的可恶的想法和感觉可能会再次出现——我肯定它们会——但是。它们对我永远不会有相同的威力了。成功的果实和自信比囤积给予的虚假的对未来安全的许诺更加甘甜。我有行为治疗的工具，我有信仰上帝的力量，他照看着发生在我身上的一切。这种想法给我安慰，给我力量。"凯伦——新的凯伦——已经开始在做小生意了，她是成功的。这是建立在个人知识和经历基础上的信仰的力量！

不要担心，你根本不会这样去做的

在我们加州大学洛杉矶分校的病人很早就学会一件事：不管那些内容危险的强迫观念看起来多么真实，他们永远不会将其付诸于真正的行动。从来没有一个人因为强迫症做出违背道德的事情。拉拉是一名有暴力强迫观念的患者，她被吓得甚至不敢拿黄油刀。现在她明白了，"我永远也不会实施强迫观念去伤害任何人。我不会，我也不想。实际上它们令我感到厌恶。我知道自己能控制这种想法和冲动，不管它们多么强烈或烦人。"

必须记住：强迫症不能取代你的意志，当然也不可能让你做出你认为是错误的事情。

拉拉也学习了行为治疗的核心原则："我越努力拼命让强迫观念走开，它们就越强。所以我改换、重新建构我的思维。我努力集中注意力在其他事情上——一个项目、一本书或是一个电视剧。我转换思维，使症状易于忍受。如果我能将行为和能量重新引导到另外的道路上，我通常可以完成那项任务。"当强迫观念加重的时候，拉拉容易为自己感到难过，认为她对它们不再有任何控制了。"但是，接着我转换思路。我给别人打电话；我开始做饭；我去健身。我不是总能成功地转换我的强迫观念，有时候，我不得不忍受着强迫风暴的袭击。强迫观念很难轻易绕过。无论我走到哪里，它都像是我不得不背负着的'额外的包袱'。所以我必须更加努力地去忽略那些强迫观念。"再者，将你的注意力重新聚焦到其他事情上，哪怕只有很短的时间，对糟糕的强迫观念也会大有裨益，如果你能向自己证明在开始重新聚集这一步骤之前，并不必完全将那些糟糕的念头从脑中清除殆尽。这就是我所指的"绕过"它的意思。

在拉拉的案例中，有一个非常有趣的矛盾之处：尽管强迫购物是她要克服的强迫冲动之一，但是，她有时会利用购物作为将自己从扰人的思维或冲动中转移出来的方法。"我会出门，从家里出来，忙碌起来。我去购物主要是因为我不想回家，独自一个人与那些强迫观念相伴。因为我知道我在家里时它们会变得更糟糕，而如果我待在外面四处看看，我可以略微镇压它们一下。"实质上是，她在通过重新聚焦来远离强迫观念。

卡拉的强迫观念是她会谋杀襁褓中的女儿，对她来说，四步骤法现在已经自动化了，"就像写下我的名字或喝水一样。当你整天坚持这么做，它会自动提示，就像'咔哒'一声之后，电灯泡就亮了。这是最强有力的防御。"这发生在大脑的传输系统又重新开始变得自动化的时候。

保持忙碌是防御的一部分。卡拉是她女儿学校顾问董事会的成员，她负责收集衣物以分发给需要的人。她学会了，"当你为人们做这些积极的事情时，并没有让强迫症走开，却可让你走出自我。我不会跟别人说我没有强迫症。我仍患有强迫症。我每天服药。除了强迫症之外，还有太多其他的事情，我想让人们理解在强迫症之外还有生活，那是你应得的生活。当强迫症，发生在你头上，不要认为你做了什么坏的或可怕的事情。"这是一个美丽的实例：在心理上接受强迫症，可让四步骤法的各个方面更好地发挥作用。

吉尔有可怕的污染恐惧，她会"酒精"整栋房子，她也学习了这个至关重要的课程："当我不工作时，我的强迫症就会更糟糕，因为我给它更多的时间来变得糟糕。我越是忙，也就越健康。"既然她的强迫症已被控制住了，她已经"准备好回到生活的主流当中。"在她从工作中脱身来治疗强迫症之前，吉尔是个房地产代理。那时候，这份工作是符合其需求的；灵活的工作安排让她有时间照顾自己的疾病并且照料好两个女儿。而她们现今已经长大成人。今天的吉尔认为自己已经准备好去"做一些更有创造性的工作"。对于一个曾经被强迫症彻底吞没、连家门都无法迈出，连所呼吸的空气都必须特意用酒精棉来清洁的人来说，这是一个巨大的飞跃。

加里从十多岁起就一直被侵入性的思维所折磨，它们让他去"攻击"那些他可能的谈话对象或者粗鲁、不恰当地评论他们。当然，他从未将这些怪异的想法付诸行动。就像我们已经知道的，强迫症患者永远也不会真正去这么做。不管怎样，这些想法却在摧毁他的生活。由于他勤奋地练习四步骤法，同时服用低剂量的药物作为帮助自己的"游泳圈"，逐渐地，他能越来越长时间地重新聚焦在其他行为上。通过努力绕过强迫思维，他发现自己越来越少地花时间来重复大脑中无意义的句子，和去实施那些他曾以为能让强烈的念头走开的强迫行为。加里的社会生活开始有所改善，因为在他与人交谈时，他变得有信心来应对干扰观念的入侵。实际上，他将社会交往本身视为重新聚焦的工具。他结识新朋友，与在工作中偶然相识的朋友也变得更加友善。15个月的行为和药物治疗之后，加里终于可以摆脱药物，不再害怕让任何人接近他。多年以来，他现在开始第一次约会。作为重新聚焦的一部分，他还担当了洛杉矶艾滋病项目的志愿者工作。

乔安被黑暗的、盘旋不去的强迫念头所窒息，她曾经有一个阶段都"几乎失控"了。她清晰地记得第一次经历大脑"轰轰前进"的那天，是一种走出困境时的感觉——这是对大脑解锁的觉知。在此之前，她说："我对那是怎样一种感觉没有概念；我的大脑不知道那是一种什么样的感觉。每个人都在说'活在当下'，但是，当你被困住的时候，这是很难做到的。我学会了，对我而言，时间不能一直静止在那里，即便是片刻也不能。我现在总是努力使自己保持在运转中的状态。"如今，她说："我的生活如此不同。从外表看，我可能改变不大。没有人知道我大脑经历的折磨。但是，现在我是快乐的，我能够在想做的事情上集中精力，我可以成为我原本应该成为的人。我可以生活！当内在黑暗面的声音开始烦扰我时，我已经能够识别它的面目。我重新聚焦在其他事情上并告诉自己继续前进。我得到了可帮助自己的工具，能够对大脑中那些破坏性的、影响我生活方方面面的声音加以控制。"

乔安学到的是她对强迫症的掌控感。如果在治疗的早期，人们可以被教会如何去重新聚焦，通过绕过的方法来忽略侵入性的强迫思维。开始哪怕只能坚持几分钟的时间，都可以给他们掌控的感觉。这种掌控感非常有益且重要，需要被强化和鼓励。刚开始的时候，即使是最小的进步也意义非凡。人们从行为治疗中学习到，要想获得显著的功能改善，并没有必要完全控制那些侵入性想法或将它们从意识中全部清除出去。在重新聚焦的初期，为迈出一小步所付出的巨大努力，足以带动日后更大的步伐。假以时日，同样的努力会产生更大的结果，因为在使用四步骤法工作的时候，你的大脑就在改变了。

詹妮多年来一直与无数的强迫观念做斗争，其中包括了核辐射会从她开始然后波及他人的这样一条强迫思维。如今，她已能恰如其分地看待所有这些观念，甚至不再把她曾经用来对付强迫症的回避技术当回事了。一次，她产生了一种并不罕见的强迫观念：在开车时把人给撞死了。她是否已尝试着去解决这个问题了呢？是的，她只是简单地做出了不再开车的决定。"我会编故事——'我不能在夜里开车是因为我的眼睛不好'或'我太穷了不能有车'"。她的强迫检查行为呢？因为她无法忍受在注视别人家的炉灶时看到开关可能会有微小的歪斜。她也发明了一种方法巧妙而彻底地加以回避。"当我去别人家参加聚会，我会拿那些不需要加热的菜，这样可以避免进厨房。"虽然，在她能够直面自己的问题之前任何症状都没有减轻，但是她开始将其称为强迫症，然后重新聚焦在其他积极的行为上之前。她作为加州大学洛杉矶分校的门诊病人学习了行为治疗。此后，在每周一次的治疗小组中，我向她介绍了四步骤法。尽管詹妮身上仍残留了"一些所有经典强迫症恐惧的大杂烩"，但是现在当这些感觉袭来，她能够"继续向前迈进"。她拥有一份好工作和许多的好朋友；她开车；而且在餐会上也可以拿取那些需要加热的菜肴了。她还说："我感觉我可以搬到世界上任何地方并展开不同的职业生涯。"

因为担心可怕的事情会发生在儿子的眼睛上，多蒂做出了很多荒谬的仪式行为，她在 20 世纪 70 年代曾住院治疗一年，但是对她的强迫症却几乎没有帮助。她现在理解了，尽管我们现在拥有的治疗强迫症的技术在那时还没有发展出来，在很大程度上，她自己是难辞其咎的。她记得还在精神病医院中时，"我们每天都进行小组治疗，但是没有人知道我出了什么问题。人们会说，'好，多蒂，轮到你了。关于你自己你想告诉我们些什么？'我喜欢帮助其他人，但是，我从不谈论自己，当然，那是最糟糕的事情。"一天，她从小组治疗中尖声高叫着跑开——"那是我唯一的一次在医院里表露情感。"为什么她不能告诉别人她那恐怖的强迫观念呢？她说："因为我认为，如果谈论它们，它们就有可能会变成真的。"参加加州大学洛杉矶分校的项目四年之后，多蒂现已停止服用药物，她也能够坚持做着一份兼职的工作。多蒂谈到自己是多么希望运用学习到的东西来帮助其他患有强迫症的人们。而重新聚焦的最高境界，正是与他人一起做认知生物行为治疗。

强迫症成为催情剂！

多明戈的强迫观念中包括了这样的内容，他害怕自己的手指尖上有刮胡刀片，在触摸妻子时会伤害她。对于强迫症如何影响了自己的性生活，他有一种十分有趣——有人也可能会说是独一无二的见解。多明戈个子高挑、皮肤黝黑、瘦而结实，面带笑容，对很多女人深具吸引力。他最近结了婚，在之前，他可是有过众多的女朋友（下面的访谈发生在他结婚之前）。

在做爱时，多明戈解释说："因为强迫症，我很难集中精力。一半的我和这个女人在一起。但是，强迫观念持续涌现，时间不断过去，而我仍不能专注。我仍和她在一起，我的心却在别处，所以，我的高潮一直未能到来。女人们发现这是个好办法，因为它似乎永不停息。我只是继续、继续，再继续。她们说我是少见的猛男。"那么，多明戈在做爱时到底有什么强迫念头呢？"它可能是，'我是不是关了前门？''我是不是把音响从车上带进来了？''我喂狗了吗？'"那么，他的性伙伴是否注意到了他的心没有完全和她们在一起呢？他咧嘴一笑，"她们说：'嘿，你的心思在这里吗？'我说：'1秒钟后我会和你在一起。享受吧。'她们理解。"

尽管多明戈已经克服了其他一些强迫观念，新的强迫观念还在偷袭他的大脑，但是他认为，作为勤奋练习四步骤法的回报，他与强迫症的斗争已经成功了一半。当一个可怕的想法袭来，他注意到了，"我深呼吸，然后对自己说，'我可以做这个。我有事情可以做。'不是每次难受的时候我都等15分钟，因为15分钟就会变成2小时，而强迫念头此起彼伏、层出不穷。"所以他很快便在心理上完全消除实施强迫冲动的可能性，并继续做他的事。在加州大学洛杉矶分校，我们把这称为积极的重新评价。

并不是每个人都有像多明戈这样强大的意志力，他也不是唯一一个能够运用四步骤法作为行为治疗的起步平台，继而随着时间学习到不再需要像精确、严格地背诵祷文那样去实施强迫观念的人。经过练习，像多明戈一样的人可以略过重新确认和重新归因的步骤，他们发现这两步会自动开启，然后直接进入重新聚焦的行为，这是快速地、积极地将侵入性的思维和冲动重新评价为毫无价值的、可怜的强迫症的结果。

这个，当然，是终极的目标。

记忆要点

- 步骤 3 是重新聚焦的步骤。
- 重新聚焦意味着，去改变对有害思维和冲动的回应，并且把你的注意力集中在其他有益的、建设性的事情上。做其他的事情。
- 这是没有痛苦，就没有收获的一步。你必须积极主动，不可以消极被动。
- 使用 15 分钟法则：通过做至少 15 分钟有益健康的、有乐趣的事情来绕过你的症状。15 分钟后，做心理标记看你的症状有怎样的改变，并试着再重新聚焦 15 分钟。
- 运用你的不偏不倚的旁观者。它将加强你的心理力量。
- 当你改变你的行为时，就在改变自己的大脑。

第四章　步骤 4：重新评价

"强迫症带来的教训"

> **步骤 1：重新确认**
> **步骤 2：重新归因**
> **步骤 3：重新聚焦**
> **步骤 4：重新评价**

步骤 4：重新评价是认真练习前三步——重新确认、重新归因、重新聚焦后的自然成果。伴随着连续一致的练习，你将很快认识到强迫观念和强迫行为是应被忽视的毫无价值的分心事而已。有了这样的洞察，你将能够重新评价和看轻病态的强迫冲动，将其挡开直至它们开始消失。当你的大脑更好地工作，认识强迫观念和强迫行为的本质就变得更容易了。你的大脑会更正常、更自动地行使职责。结果是症状的强度就会减弱。

　　巨大的痛苦使得罹患强迫症的人到灵魂深处探寻"为什么偏偏是我"的答案，他们到后来经常被一种想法紧紧纠缠："我一定是个坏蛋，因为我有如此'糟糕'的观念。"

　　如果你不能积极地重新评价这些想法，把它们当作从大脑发出的虚假信息，丝毫没有心理意义，那么当然就会感到挫败和自我厌恶。关键是要意识到这些想法的出现是不由自主的，并非出于你的意愿。

重新评价步骤中包含的基本原则是：你越清晰地认识到强迫症状为何物，你就能越迅速地摆脱它们，就像扔掉毫无价值的垃圾一样，完全不值得关注。前三步的练习，可帮助你渐渐去除因为错把强迫症表面的虚假信息当真所造成的恐惧和焦虑。在了解到强迫症无法控制你的行为或思想时，你就能降低它的重要性，并且很容易开始忽视它，认为它什么都不是，只是令人心烦的有害的东西。事实上，你越有意识地、主动地重新评价它，仅仅把它当作愚蠢的东西，你就能越快速、越顺利地执行重新确认、重新归因和重新聚焦的步骤，且大脑"自动传递"的功能就越稳定地恢复。重新评价帮助行为换挡！此外，当人们能够更加清楚地了解他们的疾病，并运用四步骤法作为反击敌人的武器时，他们通常会获得一种去重新评价自己的生活、对自己以及他人的情感的新的能力。

拉拉是这样说的："患上强迫症使我成为一个更热切、更敏感和更富于同情心的人。我的障碍曾经让我自卑。在撕扯我的灵魂、我的心和我的自尊的同时，它甚至也塑造了我的性格。它使我更努力地奋力，寻找自我内心深处的真实和美好。它使我减少批评和评判那些承受生活痛苦的人们。"

"这不是亵渎神明，这是强迫症"

当人们拥有了击败强迫症的工具，知道它永不必再来接管他们的生活，人们就会意识到他们失去的时间和机会，并开始带着对生活全新的热情展望未来。通常他们会经历一种精神上的觉醒。

乔尔已经在很大程度上战胜了囤积和污染的强迫冲动，在多年之后，他第一次发现"生活本身有其固有的价值。我不再有那种想自杀的抑郁，虽然活着确实是件苦差事。"卡拉表达了感激的心情，她曾经陷入自己可能会杀死自己女儿的恐惧中，但如今女儿已经 6 岁了，是一个快乐、健康的孩子。她重新评价了自己的生活。不再沉迷于内疚和愤怒、被点燃了热情的她，决心做一些有意义的事情，而不仅仅是为了支付账单而工作。她说："我希望我的生活从此不同。我想帮助其他人，患有强迫症让我更想努力地工作。有那么多的人需要帮助，我感到我的生命被虚度了，就好像我得这个病是因为某种原因，所以我现在必须有所不同。"

克利斯朵夫遭受着不断复发的亵渎神明观念的折磨，当他仔细阅读一本保守的宗教杂志时，里面有一篇文章写到，用手接受圣餐是错误的，尽管这一做法在当今的罗马天主教堂很普遍，克利斯朵夫自己从小也是这样奉行的。但由于保守的天性，他还是被吓坏了，十分担心会冒犯上帝，在此后的很长时间里，他只能从嘴里直接接受圣餐。他也为身边每一个人几乎都毫不知情地犯下手接圣餐这样可怕的错误而烦恼不已。这种强迫观念使得他如此痛苦以至于到周日弥撒时他觉得简直恐怖到了极点，甚至发展到周五和周六就开始紧张不安。最后，他强迫自己冒着触犯上帝的风险与强迫观念抗衡用手接受了圣饼。第一次这样做时，他全身冒汗，心脏狂跳得自己都能听见。不过，上帝当然没有惩罚他。

强迫症状中常带有宗教或对有信仰的人来说是隐喻的成分，而我们通常未能充分地认识到这一点。举例来说，克利斯朵夫第一次为他的疾病寻求专业帮助时，他试探性地解释他曾一度认为自己的症状可能是一种中邪的形式，当时他遭到粗鲁的质疑，而这个事实本应成为唤醒整个精神病治疗群体的警钟。现今有太多的精神病医生似乎明显无力理解一些严格的宗教奉行者头脑中那些宗教观念的绝对合理化内容。作为一个有才智和洞察力的人，克利斯朵夫大致上也明白自己是患上了某种医学疾病，他的可怕想法其实与邪灵的掌控无关。通过精神层面的自我检查，他查知了这一点，并确信自己正在遭受神经病症的侵袭。在咨询精神病医生之前，他曾经考虑过并已经否定了受到邪灵影响的可能性。克利斯朵夫和那位误解他的精神病医生首次互动的紧张状况也许更多反映出精神病医生群体中十分常见的冥顽无知和傲慢自大，而不是克利斯朵夫试图描述和解释的内心可怕的痛苦。

逃离强迫症的陷阱

在四步骤法中，重新评价可以被理解为是重新确认和重新归因步骤的强调和重复。通过拒绝认同强迫症状的表象，强迫症患者把烦恼的感觉和强烈的冲动当成了"大脑中的毒物"。这样做使得他们能够很快地绕开强迫的想法或强烈欲望并最终将重新确认和重新归因的步骤变得自动化。他们不再被迫一挡一挡地通过手动换挡来改变行为。他们现在几乎能够在强迫观念和感觉发生的同时就认定它们为何物。持续的自我治疗的结果是症状的强度降低了，相应地，把强迫症状当作没用的垃圾扔掉所需的努力减少了，患者可过渡到重新聚焦在积极的行为上，重新评价这一步骤由此得到了强化。

下面是对此的一些合理归纳。

- 四步骤法的自我治疗会导致大脑的改变，结果是恐惧的减少和症状强度的减弱。
- 由于认清症状的真实面目变得容易了，这会使患者进一步加强对症状的重新评价。反之，也强化了重新确认、重新归因和重新聚焦的步骤，深化了大脑的改变。这样，一个治疗性的、能动的、前馈的模式就建立起来了。
- 在重新聚焦的步骤中，大脑的化学物质有可能实际上已经发生了变化，因而削弱了强烈的冲动，让重新评价变得容易起来。
- 重新评价的结果使重新确认、重新归因变得容易并引发更多的重新聚焦，使得大脑进一步改变甚至大幅减轻症状，这将带来更多的重新评价，如此循环往复。

最终的结果通常是症状强度的明显降低，以及控制对可能残存的强迫观念和强烈冲动行为反应能力的显著提高。

我们知道，传统的行为治疗的技术对焦虑症患者只是让其被动地"度过"一个小时左右，等待焦虑减退，对那些罹患强迫症的患者来说，在遭受可能引起剧烈强迫冲动的刺激之后，这可不是一个容易成功的自我治疗的方法。对传统的行为治疗进行调适后的技术要更容易为强迫症患者接受：练习自我指导的反应阻止，用四步骤法逐渐加长时间周期。这意味着你对自己说："没关系，这只是强迫症"（重新确认）；然后把它重新归因于大脑故障；重新聚焦在富有建设性的、令人愉快的行为上，而不是洗手或者检查门锁；最后，重新评价那些念头或冲动的意义。

在重新评价时，你意识到你的那些强迫性的观念和冲动并不重要，你可以应付它们。你在实质上就已经是在贬低那些愚蠢想法的价值了。试着等上至少 15 分钟，然后再努力逐步延长推迟的时间，你就给自己创造了与强迫思维抗争的空间。同样是一刻钟的时间，全神贯注地运用四步骤自我治疗法比起只是无所事事地消极等待，对你真正摆脱强迫冲动的促进要大得多。在练习四步骤法后你会形成强有力的心智，更能注意到哪怕是非常细微的强迫症状的正性改变并且理解那些变化的深刻意义。那些深刻意义是什么呢？那是你通过改变行为，改变了大脑的工作方式，并且你重新掌控了你的生活。强有力的心智能够注意到细微改变并理解改变的意义。

安娜是一名哲学系的学生，她有一种非理性的恐惧，即怀疑她的男友不忠诚，安娜说，她得到康复的部分原因是，借助于能够用新的眼光看待强迫症的观念和冲动。"当我学会识别我的症状是强迫症而并非蕴涵着什么深刻内容和需要解读深意的'重要'思想时，我就从强迫症中部分地解脱了。当重新确认的过程变得自动化，当我知道听命于强迫冲动、执着于强迫思维会带来的负作用时，我就变得越来越能够忽略过那些强迫症经常在我身上玩的把戏。"她发现如果将强迫症拟人化为"一个聪明的、狡猾的试图诱捕我的家伙"会有所帮助。由于安娜干扰性的、侵入性的思维从天性上无法解决，"一个人究竟怎么能肯定他／她的爱人的行为和思想是忠诚的？"因此她的强迫观念使她无法想出摆脱困境的方法，这让她陷入极度的痛苦之中。但是，她说："现在我已经多次看穿强迫症的把戏并且学会了如何去思考和绕过它，我不再像过去那样，沉溺于强迫的想法或冲动的行为中。"练习四步骤法不仅使她从强迫症的痛苦中解脱出来，而且更重要的是，给她带来"自我掌控的感觉和能够应对几乎所有困难的自信"。

一场意志的战争

由于强迫观念总是追随在你的左右而你不能像绕开炉子或门那样走开，所以应付它们是困难的。正像有人说过的那样，"你不能离开你的大脑"。强迫观念并不总能被逻辑驳倒。当一个人忽略内部的警告"做这个强迫性动作，要不然的话……"之后，飞机确实有可能坠毁。事实上，飞机坠毁与此人没有做强迫性动作之间的关系可能无法从理论上得到证明。可是，我们很肯定地知道当一个人对飞机坠毁（地震或其他灾难）怀有莫须有的恐惧，而且持续不断地重复强迫行为时，他的生活就变得如同地狱一般了。

我建议，你在前两步即重新确认和重新归因步骤的帮助下，积极地重新评价强迫观念：两个 A——预知（Anticipate）和接受（Accept）。第一个 A 即预知，会提醒你预知强迫观念一天会出现数百次，即便它们来势凶猛、令人苦恼，也不必感到惊讶和恐惧。强迫症的一个有趣现象是：即便同样的强迫观念一天发生上千次，如果人们不能有意识地预见它，还是每次都会感到震惊和烦恼。通过预见自己特定的强迫观念，当它们出现时你就能马上认出它们，并立即重新确认。用这种方法，你同时会重新评价它们。你学会即使那些强迫观念仍在那里，你也可以继续前进到下一个思维或行为。当你这样做时，第二个 A，即"接受"，会发挥作用。在接受自己的问题是可以治疗的疾病时，你也就禁止了自我贬低以及批评自我的内在动机。你不想让强迫观念出现，但你仍能接受它们非你所愿、也并非为了你而存在着。强迫症的病人容易胡思乱想，"如果我真的做了不恰当的行为，会发生什么样的后果？譬如说，殴打或对他人实施性攻击？"在想象中，他们仿佛看到自己戴着手铐被押上警车送往监狱，周围每个人都在喊"看，他干的！是他干的！"所以说，积极地重新评价强迫观念非常重要，而不要按部就班地等到这一步骤才做，当你在对付强迫冲动时很容易那样。当然，对这些不变的问题"我怎么知道我不会做"，答案永远是"因为我真的不想做！这只是强迫思维，是从大脑发出的虚假信息。它不能取代我的意志"。

拉拉被有关刀具的暴力强迫思维淹没，她的一位心理学家朋友曾当面质问："你怎么知道你不会付诸行动？肯定的是，查尔斯·曼森*是强迫的。杰弗里·达赫曼**也是强迫的。"但是拉拉现在明白"他们是精神病患者，他们没有负疚感。对我而言，有负疚，有抑郁，有种'我不想要那些结果'的感觉"。再说了，在真正强迫症的意义上，这两个邪恶的男人是否患有强迫思维是非常值得怀疑的。他们不是从大脑中获得了错误的信息，而是反复思考想做那些邪恶的事情。拉拉和我谈论了此中的区别。她对我说："我不会这么去做，因为我根本就不想做。我不想伤害任何人。我永远也不会那样做。"她是对的。

说时容易做时难

作为一名医务工作者，眼睁睁地看着人们努力挣扎着去克服强迫症状时，我常常感到羞愧。很多次，强迫症患者对我说："说起来容易，做起来难啊。"相信我，我真的理解这有多难，我从不用那种随便、轻易的方式说"就这么做吧"。这是艰苦的工作，艰巨的任务，但是回报是丰厚的。

---

* 查尔斯·曼森为美国邪教凶杀组织"曼森家族"的领袖。——译者注

** 杰弗里·达赫曼是美国历史上臭名昭著的变态杀人狂之一。——译者注

而且，这是一场无法回避的战争，因为强迫症从不施舍和平，而任何和平都必须去争取！

终极目标当然还是让焦虑永远消失。在加州大学洛杉矶分校，我们发现用逐渐增长的延迟法能使这一目标更容易达成，即将延迟反应的时间逐步增加到15分钟或更长，将工作分为便于控制的一些小块，当你仍感到焦虑时重新评价，直到你的反应没有任何变化。当然，你可将一系列的延迟捆绑起来加长时间间隔。在时间延迟期间请坚持操练四步骤法。在日记本上写下你在重新聚焦和重新评价步骤中所做的活动，作为你想保留下来的成就记录，这可以大大强化这一过程。在注意到每一次焦虑和冲动的减少时记录下是哪些活动带来的减少，这些进步的标志会增强你坚持完成四步骤法这一艰苦工作的决心。结果是，你把每一个小的提高都当作胜利，而不会因为一次、再次、三次试图完全克服焦虑未遂就感到意气消沉、沮丧灰心。你看到的是自己在积极地帮助自己，成为自己的治疗师。

具有讽刺意义的是，因为患者对细节无微不至的关注，强迫症会使一些人可以在很高的水平上发挥作用。看来，常年实施强迫仪式帮助他们发展了适应性很强的觉察和记忆能力。但不幸的是，强迫症患者告诉我们，即便没有花这么多的时间纠缠于强迫观念和冲动，他们也会忍不住为了自己本可能完成更多的事情、达到更大的成就而感到懊恼不已。

迈克尔一直为了裤子缩水的问题而烦恼，他直截了当地说："强迫症毁了我的成功。我很有才华，而且曾经在许多方面大有潜力，但现在它真的要了我的命。一大早醒来，我开着1983年的道奇·科特去做我不想干的速记工作，是强迫症驱使我这样做的。我对它恨之入骨，因为它不许我去做想要做的事情。"

为了更好地理解强迫症是如何影响他的生活的，迈克尔阅读了大量关于精神疾患及其成因的书籍。他试图寻找为什么他会患上强迫症的答案。他想知道："除了生物化学因素，是否还有什么原因使我当年变成了一个忧郁的8岁学童？强迫症是情绪因素和其他破坏性的因素——如遗传基因——共同作用的结果吗？我想知道我是如何成长为现在的我的？又将如何能在某天变成一个理想的自己？真的是令人难以置信的神奇，我想自己独立地继续探究。我觉得这是康复过程的一部分。"有些日子，他说他恨不得"拿一把刀插进脑袋把病态的部分从大脑中割掉"。每一次疲惫地醒过来时他都会自问："为什么我不能睡得更多（许多患有强迫症的人报告说他们经常间断的睡眠模式让他们长期感到疲乏。如果这些间断的睡眠模式是长期的、慢性的，就必须要认真考虑可能是抑郁使强迫症变得更为复杂）？"迈克尔说，有时候他醒来时感觉"像在睡梦中跑了马拉松"。药物——作为行为疗法的辅助手段帮助迈克尔睡得更沉，并且在工作中更有效率，且很有可能在治疗强迫症的同时也治疗了抑郁症状。

失去一位"老朋友"

当人们成功地重新评价他们的强迫症症状并重新掌控自己的生活之后，他们会经历一段"失去"强迫症的哀伤，这并不少见。当杰里米（他的焦虑包括害怕酒精会不明原因地污染食物）的强迫冲动发生频率降低时，他回忆道："我感到生活前所未有的空虚。许多年来，强迫症主宰着并且已经成为了我的生活。我考虑它比任何其他事情都多。现在，它的绝大部分已经消失，所以空虚真实地存在着。我甚至为我的强迫症哀伤，这种感觉一直持续到我开始用积极的行动来填补。随之而来的是积极的思维和感受。吃饭不再是一种折磨。当我认识到强迫症是噪声时，我意识到我可以开始享受吃饭了。已有两年多，我不再为食物的强迫念头穷思竭虑。"杰里米还克服了使用公共厕所的恐惧以及大多数其他的焦虑。他说："现在的感觉很棒。"

其他患有强迫症的人可能会利用患病的状态为自己的缺点找借口，或合理化那些本质上是自我破坏的行为。精神病医师通常将这些借口称为强迫症的"二级获益"。芭芭拉（有咖啡机的强迫思维）是个拥有常春藤名校学位的临时工。她反省道，"尽管很难承认，但是，我确实在从事比自身能力要低的工作，并将此归罪于我的强迫症。它还使我不去冒险。当然，这些都是自尊的问题，而不是强迫症的问题。我不得不正视这点，因为我不能一生都用强迫症当借口。"芭芭拉坦然承认她总是从事差劲儿的工作，而这"不是因为强迫症，而是因为缺乏相信自己能够胜任工作的信念。所以，我就去做些即使把手捆在背后也能做的工作。当然，这些工作不需要有大学学历"。芭芭拉一直都有自尊的问题，她相信这些问题与强迫症无关。酗酒在她的家庭中很普遍，过去她曾经过度饮酒，且沉湎于无节制的强迫饮食中以应付和酗酒的父亲生活在一起的压力。

她说："我知道我聪明，有能力，但同时我不认为自己足够好了。这和与强迫症相处的情形一样。我知道门已经锁好，我也知道炉子是灭的，但同时，我又不相信这一切。表面上，我看起来不错，但我其实完全在自我削弱。不久前，我获得了一份很好的工作。我签了合同却又违约。我用焦虑当借口，告诉他们说我太紧张了。当然，他们快被气疯了。我太没有专业精神了。我知道我可能永远无法在这个领域找到另一份工作了。"这不值得，可是，当她开始使用四步骤法来改善强迫症时，她对责任的适应水平随之也得到了提高。

卡拉也存在着自尊的问题。她说，在患有强迫症的时候，你的自尊变得如此之低，以至于你总是将愤怒指向内部，甚至是在冤枉自己的情况下。也许某人对你说了些负面的话，或者哪天有些负面的东西发生在你身上，你不是就事论事地处理事情，而是将其内化了。焦虑是其中的一部分。你趋向于承受愤怒并对自己说："好，为什么我不会不同地处理事情？为什么我对某些人说那些话？为什么我没有说这些话？好像得了强迫症后，你总是在事后批评自己，却没有考虑到也许问题根本就与你无关。"很有可能强迫症在你养成的坏习惯的思维模式中起了很大作用。练习四步骤法可以帮助你解决这两个问题。

尽管吉尔已在很大程度上从强迫的洗涤和清洁（她不再"酒精"她的房子）中解脱出来，她还是毫不松懈地来参加我们在加州大学洛杉矶分校的强迫症治疗小组。她说，其中的一个原因是，小组活动可帮助她重新评价她的生活，使她认识到自己"与其他很多人相比已经好了很多"。而且这坚定了她的决心，因为她看到人们可以多么频繁地"把强迫症当作拐杖、借口，这样他们不必对自己的生活做任何事、不尝试让自己更好些。许多能干的、有真才实学的人因为这个疾病在浪费他们的生命"。她想鼓励那些强迫症患者使用四步骤法这个工具，"一小步一小步"地，就像她做的那样，走上康复之路。

在治疗中，吉尔学会了重新评价强迫症引发的对死亡和污染的恐惧。在40多岁时她意识到："我不能在每次亲近的人死去的时候都崩溃。"她的第一小步是自我强化的暴露疗法。她放了一个捕鼠器，当她发现一只小老鼠被捕鼠器黏住时，她感觉很糟，以至于她开始给它喂水。"我知道它会死。在某种程度上，这样做让我能够面对死亡。"她心爱的猫，在成为家庭成员一分子的11年之后生病了，吉尔在用老鼠为自己以后面对猫的死亡做准备。她被可怕的恐惧消耗殆尽——"猫会当着我的面停止呼吸，到时我该怎么办？整个城镇会不会都被污染了？"当她的猫死时，得到了治疗支持的吉尔已经能够应付此事。她吻别爱猫，洗了个澡，仅此而已。她回忆道："我们甚至在开往兽医院的半路停下送还录像带，这样我就不用多付一天的租金。能如此保持镇静对我而言真是难以置信啊！"

吉尔最大的考验还在后面，那就是她母亲的去世。她知道最后的日子已临近，在她母亲去世的那天，为了上班该穿什么衣服她进行了激烈的思想斗争。的确，如果那天她接到医院的恐怖电话，不管穿的什么衣服都会立刻被"污染"。最终，她还是逼迫自己穿上了最好的白色亚麻套装。在接到医院的电话时，她没有感到要被迫扔掉衣服。

吉尔的另一个障碍是母亲的葬礼。因为这让吉尔回想起，自己的强迫症以及随之而来的污染恐惧的最初发作就是在一个朋友的葬礼上。那时她还是个少女，从那以后她就再也不能参加任何葬礼了。吉尔对自己不想参加母亲的葬礼感到万分愧疚，她向一位神父请教，他睿智地向她保证说，她的母亲绝不想让她因此而得病。吉尔设计了一个折中方案：她和女儿带着鲜花来到海滩，在那里举行了一个私密的、有意义的对母亲的悼念仪式。

机会丧失

乔希曾强迫地认为，他有可能会把文件夹扔进同事的咖啡杯里（让他们噎着）或松动汽车引擎盖标志（让它们从挡风玻璃飞到高速路上）。在治疗中，他开始清楚地意识到他的负罪感、行动能力的降低、与家人朋友关系的恶化均是强迫症的附带结果，而这些东西正伤害着自己和其他人。"用非常专业的经济学术语来说，强迫冲动的机会成本极高。"在经济学的术语中，这意味着花在强迫症上的时间导致你在职业和生活其他方面丧失机会。乔希自我感觉到，自己对无家可归者的避难所提供财务支持未够有力，这是他部分负罪感的源头。所以他对自己说："如果我能避免这个强迫观念，我将从中摆脱出来，去挣更多的钱，也会捐献更多的资金。"这样的推理有时候是有帮助的。乔希确实是在重新评价这一切。

乔希关于机会成本的观念是正确的。实际上它回答了为什么实施强迫行为毫无价值的问题。即使你不能从经济学的意义上认识到你的时间是宝贵的，用强迫行为来避免一些想象的、不合逻辑的灾难也不是一桩合算的交易。为什么呢？因为你消耗在强迫行为上的精力剥夺了你的时间，且使得你远离他人、无法从事其他有益的、富有成效的事情。我这么说，不一定是指拯救人类，也可能就是一些基本和简单的事情，比如抽时间坐下来和你的家人谈谈。

强迫症患者常犯的一个普遍但却严重的错误是："好，我就实施强迫行为吧，因为不这样的话，我会感到担心，在工作中也会分心。"首先，正像你已经知道的那样，实施强迫行为只能使强迫感趋于恶化。你总共花在所有那些强迫行为上的时间本可以用来做一些真正有益的事情。所以，你不仅浪费时间去做那些愚蠢的强迫行为，而且你也失去了利用这个时间来从事有益活动的机会。因此请牢记：如果你做一些有益的事情代替强迫症，那是在重新聚焦，这是让大脑改变并变得更好的基本方法，而且这也是在创造新机会和更好的价值。

布莱恩拼命控制自己在夜里擦洗公共街道以除去电瓶水的冲动，他说："强迫症患者花在那些完全非理性事情上的时间是巨大的浪费。在这个时间，我应该和我的孩子们在一起，而不是在外面的街道上擦洗。所有的时间，不过是一种浪费。强迫症耗尽你所有的能量，并在很大程度上统治你的生活。我会在凌晨一点半出去清洗街道，然后拖着沉重的身躯回家，第二天像死人一样在疲惫中醒来。"在身体上由于缺乏睡眠变得疲惫不堪，而精神上的穷思竭虑又让他感到筋疲力尽。如果不是因为他是为之工作的那个汽车经销商的合伙人，布莱恩说，"他们肯定早就会对我说'去死'了。"

布莱恩在最低潮的时候，即在参加我们加州大学洛杉矶分校行为治疗小组之前，他如此绝望，以至于发誓如果他死后有机会重生，而重生如果只是意味着将作为一个强迫症患者返回人世的话，他将断然拒绝。每一天都活在痛苦的绝望中。"我可以诚实地说我痛恨该死的日出：新的一天只不过又是一个该死的强迫症的日子，又是一个该死的受怕的日子。我祈祷自己患上致命的疾病，我祈祷说：'主啊，请带走我。我实在不能再忍受下去了。'"

像其他强迫症患者一样，布莱恩的婚姻之路颇多坎坷，与孩子们之间也摩擦不断。但是今天，他能够看到自己的进步并骄傲地谈起自己在与疾病的斗争中所收获的"辉煌成果"。不过，他与强迫症的战争仍将继续。

"一丝灵魂之光"

那些重新评价强迫症症状继而重新评价他们生活的人给我们提供了一些深刻的哲学洞悉，正如下面几个实例所显示的那样。

乔安娜被黑暗的、盘旋不去的强迫观念折磨了许多年，她发现在开始练习四步骤法后，"我的恐惧开始消散，我的生活开始有了意义。我终于可以看见自己灵魂的一丝光亮。第一次，我能够体验到让我自己的心理'工作'的感觉，不是固着在某一时刻，而是向前。太不可思议了！我知道在发生些什么，而且我能帮助自己。有人这样说过：生活中所有发生在我们身上的厄运都有一个原由或教训。我不是很确定自己是否赞同这种说法。我所能表达的是，最终，我学会了怜悯，我感到如此幸运，因为它帮助我成为了一个更好的人。"她的案例是大脑功能改善的一个极好说明：继续向前，打开脑锁，不再"卡在齿轮"里。

尽管患有强迫症和妥瑞氏症，拉拉仍然建立了卓有成效的职业生涯，她说："永不放弃是我的座右铭。所有的强迫症患者都不应该放弃。我努力获得学士和硕士学位，并成为了一名咨询师。现在我帮助其他人与强迫症做斗争。患上强迫和妥瑞氏症使得我对客户更加真诚。我可能要与我的障碍一直斗争下去，这没问题，可以。也许我可以帮助其他强迫症或妥瑞氏症患者。我常想，如果我没有患上这些病，那生活将是多么美好，而我又将会是什么样呢。遗憾的是，我可能永远也没法知道了，但这没问题。"

凯伦强迫囤积者，曾让垃圾占领了她的房子和生活。在意识到自己是在对付一种叫作强迫症的疾病时，她给自己设立了现实和精神两方面的目标。她想让自己的家充满着新鲜的空气和阳光——长久以来，她一直遮挡住窗户来掩盖那些可怕的秘密。她还想到，一旦从耗时的强迫行为中解脱出来，她将尽情地享受崭新的休闲时光。她说："你不知道我每天要花费多少时间来重新安放东西，这样才可以塞得更多。怀着沮丧的心情，我用数小时在杂乱无章中绝望地寻找可能已经丢失的东西。获得那些东西所花费的时间，实际上要以年计，再加上清理它们所花费的时间至少占用了我10年的生活。那是多少年的激战、压力、挫折、无助、绝望和忧伤啊。"

凯伦说她真正想要的东西是平静。"我猜那是任何一个强迫症患者首要的目标。强迫症是艰苦的工作。它导致内部的（而且看起来外部也同样）不安、躁乱的行为和身体、精神、情绪的耗竭。"

在加州大学洛杉矶分校参加行为治疗时，凯伦开始明白，"我不会因为有从垃圾箱里淘东西的需要而成为一个坏人。"她学习到，尽管无法控制强迫冲动的出现，但能够控制自己对那些冲动的应对。她说："你永远不会听到我说，'哦，我太高兴患强迫症了，因为它如此富有挑战性，而且它改变了我整个生活的方向。'实际上是这样的，确实如此，并且我知道它使我今天成为了一个更坚强的人。然而，我在强迫症上失去了十年的光阴，而那永远无法弥补。为什么我不能早点看到物质的东西可以被替代，但是失去的时光却一去不复返，永远都无法找回了呢？"

凯伦现在五十多岁，正处在典型的重新评价生活的时期。她正是这样做的。她富有哲理："我不会为那些失去的年华而狠狠责怪自己。我做了当时所能做到的最好的。"现在她知道了，她所犯下的最大错误在于，在生活被无用的垃圾全部吞噬之前，虚伪的骄傲阻止了自己去寻求帮助。她知道，"你真的需要人们帮助你走上健康之路。信任由别人来引导你会是你做过的最困难的事情，但是你必须如此。让一个亲爱的伴侣、朋友或家人来帮助你和鼓励你。不要成为这种疾病的牺牲品。成为一个胜利者。担当一些风险，现在就行动。找回你的生活。你的未来就在自己的手中。"

强迫症患者不再实施强迫行为而每天空出来的几个小时时间，对强迫洗手患者杰克来说也是一个需要考虑的重要事项。他发现这是福是祸很难说清。"你可以用强迫症来填充大量的时间，而问题也会接踵而至。经过治疗，你可以把事情做得更快，尤其是家务活——浇花、喂猫、洗衣服。"在家里，他现在感到有控制感，而且他喜欢以省时高效的方式做事。不幸的是，这种感觉在工作中却导致了更大的挫败。那本来就是一份让他感到无趣的临时性的工作，而因为受挫他就变得更沮丧了。杰克有着断断续续的工作记录，他存在着注意力集中和人际交往方面的问题。"我简直都要疯了，我想着，'我简直是在这儿浪费时间，我至少可以出去找个值得干的工作或者在家做家务。'我的妻子会说，'如果你做洗衣服这类的事情，根本没人会在乎。为什么你不去找更好的工作？'但是很可笑，患有强迫症使得人对于改变会产生很多的抵触。"

杰克在用四步骤法纠正强迫洗手行为时养成了重新评价强迫冲动的好习惯。正像他描述的，"当然，刚开始抵制强迫洗涤冲动时我很焦虑，但是当你越来越多地发现，即便你没有屈服于强迫冲动，也不会发生什么恶果，下一次你就更容易去抵制强迫冲动了。你开始拥有一些这样的事件记录：你忽略了强迫冲动，却没有真的发生什么事情。"现在，他在学习更广泛地应用重新评价的原则以提高自信和开始克服对改变的抵触。"每天我都努力克服强迫症——在那些更加隐蔽的症状和思维模式上。我努力不再留意那些侵入的念头和不再对自己那么苛求。完全消除这个问题很困难，但是，为了所取得的任何一点进步，你都必须得感谢自己。"通过学习记录所取得的成就以及做自我支持性的心理标记，杰克已经提高了他的自信水平。现在在工作面试时他感觉自如多了，而且整体的功能水平也在继续稳步地提高。

自我支持性的陈述

作为练习四步骤法常规内容，对于学习使用自我支持性的陈述的重要性，无论怎样强调都不为过。简单地说，你在学习如何重新降低对强迫症的评价，同时重新提高对你的行为治疗成效的评价。例如，绝不减少或低估哪怕是一点点强迫冲动延迟的重要意义。你可能会说，"我想做得更好"，但是，绝不要贬低已经取得的实际成绩。当然，在行为治疗中，用记录本记下你的进步将有助于你达成目标。

本杰明的脑部功能扫描图在本书的封底。现在40岁出头的他，自6岁起就开始断断续续地在和包括检查和清洁内容在内的强迫行为进行着斗争。洗车要花费6小时，必须做得绝对正确。车库、橱柜以及他的文件必须井然有序。混乱和无序不能被接受。家里如果来了修理工，对他是一种创伤事件，因为这个陌生人可能会侵入本杰明整洁的环境、弄脏什么东西或打乱秩序。本杰明的强迫冲动和焦虑占据了他如此多的时间，以致于他无法完成研究生院的全日课程。最终，他的功能"降到最低点"。

本杰明现在是一个学区行政管理人士，他来自一个高成功、高效能的家庭，原先时常为自己感到内疚和羞耻，他基本上处于被家人否定的状态。他知道自己的行为异常并断定自己一定是个坏人，是家庭树上的一只烂苹果。直到他知道自己患有强迫症——一种医学疾病之前，本杰明"一直在一种幻想中生活，即某一天我的生活将变成梦想的那样，一切都是那么完美。我会变得成功而快乐。因此，对我而言，实在是难以接受去过这种主要是挣扎和抗争的生活，这样太不完美了"。

在学习四步骤法的行为治疗时，他也学习去冒对他来说是"很大、很大的险"。他强迫自己在一定的无序环境中生活，接触那些他曾经认为是污染的东西。一些无关紧要的小事如开着抽屉不关、纸张有些歪斜等，都是巨大的胜利。在与强迫症的战斗中占上风的时候，本杰明也开始重新评价他的生活，重新思考事情的优先顺序。他说他与疾病的斗争"使我更加敏感、更有觉察力并能与患有精神障碍和躯体疾患的人们更好地共情。它也让我成为一个更加自然的人，更有现实感。生活就是冒险，它是运气，同时它也是巨大的机会。正因如此，它是激动人心和令人愉悦的。强迫症最初对我来说确实难以接受，尤其想到它将一直在某种程度上存在。我现在知道，在你增强自我觉察力的同时，你也就变得更加人性化了。在多大程度上你可接受自己（你是什么和你是谁），衡量着你作为一个人的成功水平。你不再在某种幻想的完美世界中生活。"

如今，本杰明自己评估到，他的强迫症的80%已得到控制，但是在个人人际关系方面，在1~10的量表中，他给自己只打了5分。"我想让自己成为对他人更有用、更有帮助的人。我曾经想拥有一个有序的环境——有序的生活、有序的办公室——那是最完美的。但是，现在我转向那些更加真实、永久和有价值的东西，减少对那些外在形式的追求。我想成为一名更好的家庭成员，在个人水平、亲密关系上均有所改善。在过去的五六年，从与施瓦茨博士会面开始，我经历了重大的价值转变。我猜，可以肯定的是，如果你在生活中的基本要素已经被控制住了，那么接下来，你自然而然地就会过渡到关注那些让人在情感方面更感满足的东西。"

就像我们的许许多多病人一样，本杰明已经在重新评价他的生活。他理解到，"一个人的价值在于他能在多大程度上被接受，并带着他被赋予的一切继续前进。"

记忆要点

- 步骤 4 是重新评价的步骤。
- 重新评价意味着不要接受症状的"表面信息"——它们并不是像它们说的那样，要从本质上看待它们。
- 用积极的方式重新评价，尽可能更快、更清楚地看到情境的现实性。用肯定的心理标记如"这不是我——它是强迫症"来强化你的清晰的观察。
- 当你重新评价并贬低有害的观念和冲动时，你是在加强你体内的"不偏不倚的旁观者"并建立强有力的心智。
- 能够注意到微小变化和理解变化的意义的心智是强有力的心智。
- 强有力的心智可以通过改变对大脑发出信息的反馈来改变大脑。
- 这是真正的自我指示。它产生真实的自尊。

---

4 个 R（4 个重新）

步骤 1：重新确认

步骤 2：重新归因

2 个 A

预知

接受

步骤 3：重新聚焦

步骤 4：重新评价

第二部分

将四步骤法应用到你的生活中

第五章　四步骤法与个人自由

　　克服强迫症的艰苦斗争几乎总是始于最现实的原因。你的生活被一种看似比你自己更为强大的陌生力量所统治。在此书中，我的目的是教你最有效的策略来消除这个叫强迫症的对手的影响——它是如此的诡计多端，对不懂得有效回击的人来说如此的具有毁灭性。像其他恶棍和攻击者一样，它的绝大部分力量来自它具有胁迫那些天真和经验不足的人们的能力。用不偏不倚的旁观者清醒的视角去观察对方，这个具有欺骗性的对手的本质就昭然若揭了。有了这样的洞察，恐惧和害怕开始消退，而胜利之路映入眼帘。这就是训练自己去练习四步骤法的一切所在。

　　重新确认的力量绝不应被低估。这是了解到什么才是真实的活着，什么又是在恐怖阴云下的生活之后所带来的不同反应。当你重新确认、做心理标记并提醒自己，"那只是强迫症，我不需要听那些"时，一个充满力量的过程就启动了。那些不愉快的强迫观念或冲动被你赋予的价值及意义开始发生改变。不偏不倚的旁观者的力量被调动起来，开始发挥作用，这将深刻地改变你与自我内在的对手间互动的本质。现在，战争是在你自家的地盘——现实——之上展开，而不是在你对手的完全是由欺骗和幻想构筑的场地上头。时时切记的是，要牢牢紧扣现实，这是你与强迫症斗争中最有效的举措。因为到了最后，恐惧和虚假的信息将是强迫症唯一的武器。如果你将那些恐惧重新归因于真实的原由，像你自我训练做过的那样，然后重新聚焦在一个有益健康的行为上至少 15 分钟，可能你不会每场战役都赢，但是最后，你将取得整个战争的胜利。运用心理的力量，你将改变你的大脑。那里曾经有脑锁，而现在，一个更加自由和顺畅的思维运作流程已经产生了。

人们经常会问，尤其在治疗的早期，"我究竟会不会痊愈？"正像我通过那些勇敢的病人故事解释过的那样，不能保证痊愈，尤其是如果你认为它意味着你将永远不会有强迫症的任何症状的话。但是，如果痊愈指的是不再陷入强迫症症状的灾难性恐惧的这种自由，不再让你的生活方向听从强迫症这个暴君的指令，那么，对于每一位遭受着症状折磨的患者来说，这都是一个可达成的目标（我知道这是真的。我见过太多次，已经不再怀疑这一点）。

人们努力练习四步骤法，更大的意义在于：当我们让恐惧走开，练习自我觉察并下决心掌控自己的生活时，将可以取得什么样的成就。强迫症病人形成的逐步增强的精神力量能够注意到微小的变化，理解其中的重大意义，并直面痛苦和恐惧而继续前进。它带来的广泛影响不仅触及强迫症患者本人，还包括他们周围人的生活。这种精神力量可以超越强迫症的疆域。它可以引领你进入更深层次的洞察，意味着凭借新的、更有建设性的目标和结果重新评价你内部经验的意义。这样做的时候，你可以将你的心理和精神视野扩展到你未曾想到的水平。

想想这个简单的问题——"为什么我在做这个"的力量。整个四步骤法从许多方面来说，可以浓缩为在回答这个问题的时候，将不偏不倚的旁观者的视角更加清晰地带进我们的思想。毫无疑问，关于大脑如何工作的最新信息帮助强迫症患者更现实地、更有勇气地回答这个问题。意识到大脑的新发现最主要的是使人们能够更清晰地看到自己的心理，这点似乎至关重要。而且，这样做会加强他们发现自己真实目的和目标的能力。

我们生活的时代中有许多人自诩为深奥的思想家——不管是医生、科学家还是哲学家——会带着权威的口吻宣称，心理只是一些"不知怎么"从大脑的物质属性中浮现出来并完全由其决定的东西。任何可以称之为精神的东西，他们都窘于谈及。他们认为，科学必须将精神和意志放逐到纯粹迷信的领域。在我看来，这实在是非常可叹的。更糟糕的是，我认为它反映了一种极度错误的思维方式。我们对强迫症研究的最大成果之一，我认为，在于它帮助我们更加清楚地感知到有意识和理解力的心智是如何区别于大脑且不仅仅依赖于大脑的。

试想一个正在运用四步骤法和强迫症症状做斗争的男人内心在发生什么。有个侵入性的想法持续地干扰他，对他施加影响——"去洗手。去检查炉子。"在参加四步骤法培训之前，他立即言听计从，使得脑锁越来越严重，越来越紧。在进行四步骤的训练之后，他的心理反应大为不同。他现在说："我知道你是谁，你不过就是强迫症，只不过是我大脑的警报系统坏了。我宁死也不听你的，你这个可恶、悲惨的脑电路。"然后他走开，去听莫扎特，去练习高尔夫的挥杆动作，或做些其他的事情。他考虑着他的目标；思考他的各种选择；行使他的意志；做出新的抉择，从事着另一件事情。通过这种方法，他改变了大脑发挥作用的方式。随着时间的积累，他的大脑发生的改变足够多的时候，我们用科学的新技术可以测量到这些改变，甚至可以拍一张它的彩色照片（如本书的封底所示）。现在，尽管有一些学院派人士可能会说这仅是大脑自己发生变化的一个例子，但是任何一个有判断力的人都能看出我们这个实例中的人确实是用他的精神力量努力改变了大脑并且克服了强迫症的症状。一个真正的精神（故意的）过程发生了，结果是，在人体主要沟通器官——大脑中，发生了一种可以被科学证实的生化转变。

四步骤法和你的余生

对使用四步骤法的人们而言，一个相当有分量的信息是：通过强化不偏不倚旁观者和心理觉察力，你会在生活中其他各个方面都享受到心理力量的提升。充满专注的觉察会在你与他人的关系中帮助你；在你的工作中帮助你，在你出现思维散漫和过多白日梦等问题时帮助你。你将会看到生活中一切有问题的方面，那些曾经因为渴望而变得非常脆弱、很容易招致痛苦和忧伤侵害的方面都得到改善。

例如，想一想人们花费了多少时间和精力来反复思量人际关系吧。几乎每个人在压力下都会出现严重的反复思虑的情况，而运用重新确认、重新聚焦的步骤以及不偏不倚的旁观者和专注的觉察来调节这些想法尤其有帮助。如男女朋友关系：我应该约她出去还是不应该？我应该打电话还是不应该？这是一类。另一类则是关于是不是老板看我很可笑的想法。这种顾虑还包括："别人会怎么评价我？我是不是足够好？我看起来还可以吗？"。另外我们不要忘记还有这样一类的想法模式，即只有……，生活才会完美。当这样的想法失去控制并开始占据生活时，它们就变成非常让人难受的穷思竭虑。任何人都可能会被这类想法控制。但是强迫症患者可能最容易受它们的侵害。不过，我也看到了许多强迫症病人领悟到重新确认的力量并拥有心理标记的能力后，他们就教会自己怎么打断穷思竭虑。随后他们可以凭借重新聚焦的步骤驶入一个更好的轨道。

你需要提醒自己，你在想些什么呢？这听起来有些可笑，但是，所有人都需要发展这种能力，人们实际上远远没有意识到这种能力的重要性。当专注的觉察进一步增强，且心理标记（你有意识地注意到自己的思想流）变得更加自然，你会很快意识到究竟花费了多少时间来思考那些甚至自己都不知道在思考的事情。这些原则适用于每个人。使用四步骤法的强迫症患者培养出了在生活中非常有用的能力，而没有得过强迫症的人可能永远也不会发展出来。这可能是患上强迫症并运用四步骤法来克服它真正的意外收获之一吧。

强迫症可以像健身器一样在你的脑袋里运作。在健身器上运动会加强你的体力，对付强迫症的工作使你更多地运用不偏不倚的旁观者，这将增强你的精神力量以及对自己和他人的洞察力。不仅如此，在对自己内部精神生活控制方面，甚至一些与强迫症完全无关的方面也会得到大大加强。通过四步骤法的练习，你真正扩展了个人自由。因为拥有自由心灵的本质是具备驯服和引导躁动、漫游神智的能力，而未专心留意的心灵会不可避免地陷入那种境地。通过使用心理标记，你将很快意识到，你的很多精神生活和正在进行的思维过程涉及那些并不有益于创建健康和幸福生活的事物。

练习专注觉察和使用不偏不倚的旁观者时，你学会的最惊奇的事情之一就是，仅仅观察思考内容本身就可以有力地促使它们趋向更健康的方式。也就是说，洞悉你在某一时刻思考的内容会引导心理从破坏性的穷思竭虑中抽离，转向更有建设性和有益的事情。

专注本身就是一种非常有用和有益的心理状态。任何一个时刻，只要心理保持专注的觉察或使用不偏不倚的旁观者的角色，有害的思想就不会产生。专注觉察持续的时间越长，心理就变得越强壮，你实际体验那些带来痛苦和折磨感的有害的、破坏性思维的时间就越少。然而不幸的是，心理可以用无法想象的速度很快地从健康和专注的状态转变到有害的、消极的一面。光明的一面则是，你可以通过重新应用专注觉察同样迅速地重建起健康的精神状态。例如，一连串不健康的想法——欲求、愤怒、贪婪或邪恶的意愿——都可以被心理标记打断，如"我现在的想法与贪婪有关"或"我眼下的念头与病态的愿望或愤怒有关"。健康的专注觉察打断有害的思维流程，此举本身就会引发进一步有益的思维，一些对你和他人都实用和有益的想法。

这使得重新聚焦的步骤应用起来更容易。假以时日，这个流程会越来越成为一种自然的生活方式，你的心理会变得更为敏锐和放松，而生活将会愈发顺利和快乐起来。

总之，如果说罹患强迫症是厄运，那么你天生拥有的去调遣不偏不倚旁观者的角色和去操练专注觉察的能力则是一件幸事。如果罹患强迫症使得你培养出了可能无法获取的健康的心理能力，那么云散日出的一天就真的快到了。这就是练习四步骤法的意义所在。

记忆要点

- 牢记重新确认步骤的力量：它是由对真实的生活与在恐怖阴影下的不同状态的洞悉所带来的差别。

- 时时自问："我为什么在做这个？"回答这个问题时，保持你的不偏不倚旁观者的观察视角。

- 利用心理标记来提醒你自己正在想什么。仅是观察的行为本身就会将思维朝着健康有益的方向引导。

- 任何时候，只要你请出了不偏不倚的旁观者，有害的思想就无法产生。

第六章　成为家庭障碍的强迫症

强迫症，从最真正的意义上来说，是整个家庭的事情。

通常情况下，未经治疗的患者会发现自己逐渐与他人隔绝，全身心都被恐怖的想法和冲动所淹没了；出于恐惧感、羞耻心，或是兼而有之的原因，只能选择独自把守着那些可怕的秘密。

在家庭中，这可能是毁灭性的。一次又一次，加州大学洛杉矶分校的病人告诉我们，"我把妻子逼疯了，把朋友从身边推开了，我的家庭对此已经忍无可忍，我必须停止这样的行为。"

只说"不"就行了

司空见惯地，强迫症患者会在遭遇人际关系冲突时陷入这样一种模式：用强迫症来作为"武器"。依赖型人格障碍是一种经常被观察到的人格障碍，我们发现，患者对与其一道生活的人的依赖已经到了病态的程度：让他们去做那些事情。家庭成员成为强迫症的一部分——同犯，为了家里的安宁，人们实际上在帮助患者实施那些强迫行为。患者会要求，"帮我检查锁"或"帮我擦墙壁"。当然，通过这些让步，家人只会让患者的情况越来越糟，然而由于彻底的绝望，他们还是会这么去做。

患者的配偶告诉我们说，如果他们拒绝参与到怪异的行为中，对方或横眉以对，或泪眼相望。最终，他们所有的精力都可能被牵扯来应对患者的疾病。他们可能哄骗或恳求患者停止，或撒谎说他们已经照办。当然，撒谎从长远来看对患者没有帮助。一个严重强迫症患者的妻子承认说，她不会如实告诉丈夫自己到底去了哪里，如果这个真相会加剧他的强迫症恐惧反应的话。一次，她去了一个"禁区"。"事实上，我已经开始感到心悸。你会认为我像是刚刚抢劫了银行而警察就在我身后。"如果他直接问她是否去了不该去的地方，她会撒点小谎。她设想："如果我说没有，这个男人和我都会得以享有一顿美好的晚餐和一个温馨的夜晚，少了充斥着咒骂与摔门的对抗。"撒谎让她的生活变得可以忍受。她知道自己不该认同丈夫的疾病，但是在对付强迫症多年之后，她已疲倦不堪。"所以我是同犯，一个简单的词或句子就可以换来一个美好的夜晚。"毋庸置疑的是，成千上万的妻子都在面临相似的困境。而她的行为是完全可以被理解的，这是非常人性化的反应。但是，事实上，她正在妨碍他的进步。当她学习四步骤法并设法帮助他应用这套行为疗法时，他们两个人的情况都得到了改善，她不再成为他强迫症的帮凶，而变成了一个行为治疗师。对患者家庭成员的一条直接明了的信息是："不要强化强迫症，要强化就强化行为治疗。"

一个患有强迫症的小孩可以把整个家搅得天翻地覆，在夜里，他把家人叫醒多次来满足自己的要求，且给家人的生活上纲上线，如必须坐在某一指定的房间，必须在某一个精确的时间做甲、乙、丙事。由于怀有为孩子患上这种疾病必须承担责任的负疚感、自责感，父母们经常会允许自己受困在这样的行为中。你看到环境和基因在大多数情况下共同起作用，但是，生化因素是患上强迫症的初始原因，而情绪和环境因素往往是决定病人是否参加行为治疗和好转的关键因素。

作为武器的强迫症

尽管家庭成员不能强制强迫症病人好转起来，但是，他们可以掌控自己的生活，拒绝实施强化症状的行为，拒绝成为自己家中的囚犯，或成为用流行精神病学行话称之为共生的人。对抗和冲突不总是愉快的，但是最终的结果是，患者会表现出改善的趋势。关键是：家庭成员是帮助还是阻碍患者实施四步骤的努力？

试想家庭中的一个成员有强迫污染的观念。房子中的一部分可能会成为整个家庭的禁区。因为他的过度恐惧，患者把每个人都挡在外面，他担心他们会把这个地方弄脏而不得不无法控制地狂洗（很讽刺的一点在于，当清洗强迫变得很糟糕时，整个房间可能会变得极度污秽不堪，因为强迫症患者害怕开展清洁的工作，而其他人又不准进入房间）。在某些情况下——它们并不少见——事实上，最终人们只好住进后院的帐篷里。即使强迫观念没有到那个地步，室内可用的空间也越缩越小。此外，整个事态也失去了控制：也许没有一个碟子或餐具可以用；某些特定的衣服也不能穿了。

伴侣或配偶必须保持抵制的态度。1994 年洛杉矶地震后，奥利维亚开始强迫性地认为厕所的水不知怎地流进了她的洗衣机。她会检查、再检查，然后让她的丈夫把手伸进去，只是为了确认。当我和他们俩谈话时，我建议他开始跟她说他会看看，但是不要把手放进去。他也会提醒她去实施重新确认和重新归因这些步骤。他要向她保证说："那儿没水。这只是一个强迫念头，是从你大脑发出的错误信息。我们会很快地检查一下，使得强迫行为不再挡道，这样就可以继续干别的了。"几天之后，他采取了进一步的行动，问她："你真的确定你想让我做这个吗？让我们重新聚焦在别的行为上吧。"这个策略得到了回报。随着时间的流逝，她的强迫检查大幅减少。

当强迫症患者要求别人帮助他们来完成那些可怕的任务时，他们可能已被侵入性的想法和冲动所吞噬，以至于他们觉得需要更多的人手来帮助他们完成古怪的仪式行为。另一方面，他们内心极有可能有一个自己都未必知晓的隐蔽的动机：强迫症患者经常利用强迫症作为人际冲突的武器。例如，如果他们想烦扰别人或平衡一些真实或想象的伤害，或者他们在人际关系中感到无力而强迫症可以给他们力量时，他们就少有与强迫冲动以及冲动带来的不适感做斗争的动机。更有甚者，当他们觉得他们的苦难被其他家庭成员贬低或低估时，他们尤其会自觉不自觉地倾向于通过将他人的生活变得悲惨来找平衡。一场心理的拔河比赛就此上演。

在行为治疗中，我们要马上划出界限，对患者及其家庭成员双方都非常清楚地说明这是不可接受的行为。在治疗中，无论是为了提供支持，还是为了获得一些强迫症的教育，家庭成员的加入都是很必要的。

这个陌生人是谁？

随着时间的流逝，经过坚持不懈的自我指导的行为治疗练习，强迫症患者能够而且确实会改变大脑、克服强迫症的症状。但是，随着强迫症患者的好转，家庭的动力发生了改变，通常会带来破坏性的心理后果。角色互换，曾经无力的一方可能变得强大。家中的其他成员可能怨恨患者的改变，因为家庭现在不得不开始面对它自身的现实和缺陷，而这可能与强迫症毫无关系。患者不再是家庭失败的借口或受气包。他或她是一个带着新发现的自尊，要求被当作功能完备的家庭成员那样被对待的人。突然之间，在他们中间冒出了一位陌生人。

因此，当患者开始好转时，家庭可能会不自觉地破坏治疗的进程。例如，有一名多年来患有强迫症的妇女，因为担心外出上班的丈夫被污染了，她要求他从办公室一回家就马上去洗澡。当她在治疗中取得进展时，比起一个康复后可能会在其他令人忧虑得多的方面强调自我权利的妻子，丈夫宁愿她维持原状。

艾佛·汉德博士是汉堡大学杰出的精神病学家，他研究强迫症已有20年，他相信亲密关系问题是维持疾病的一个主要原始助燃因素，即人们在强迫症中有"二级获益"。也就是说，他们利用它来与他人保持情感距离。在加州大学洛杉矶分校我们已证明可以教会患者在不触及亲密问题的情况下摆脱强迫症，但是这些二级获益仍是为什么有些人对治疗没有反应的根本原因。换句话说，如果一个强迫症患者已经建立起了十分顽固的将人阻挡拒绝的模式，他或她也会同样找到阻挡去实施艰苦的行为治疗的种种理由。尽管我相信比起情绪障碍，强迫症更像是一种生化障碍，然而二者之间无疑存在着交互作用。在治疗中，如果患者想取得更大的效果，他或她就必须对这些潜在的问题诚实。

情感枯竭

在加州大学洛杉矶分校，病人们使我们得以了解许多关于强迫症非生理性表现的一面：它是如何影响患者的个人关系、职业目标和生活道路的。

克利斯朵夫有着可怕的亵渎神灵的想法，他年轻、单身，本应有女朋友，但是他不肯定是否会有"正常"的女性被自己吸引。而且，他说，"我有一个原则，我真的无法与同样患有强迫症或其他精神障碍的女孩交往。不能与她们建立关系是因为我实在不想让强迫症，或更一般性地说，指精神障碍，比现在更多地占据我的生活。"

迈克尔总是强迫性地担心他的裤子太紧。之前的一段时间，在大多数社交场合他都感到极其不舒服，无法"融入"——与女人的关系也不例外。他相信自小患上的强迫症是这些社会化不足的根基。在小学，他就容易被强迫行为诱使分心，如重复计数等。尽管他知道自己的身上发生了一些奇怪的事情，但他从来没能与父母就此讨论。结果是，他们把他表现差劲归结为"懒散和捣蛋"，一个坏孩子（凯尔对自己和他人有暴力的强迫观念，他的童年经历更为糟糕。父母对他微词不断，告诉他他的这些怪异行为就像是"魔鬼附身"）。

回顾过去，迈克尔希望他能够自由地告诉父母他的那些疯狂的想法。"但是，"他说，"我肯定父母会把我送到精神病院去，即便是在那里人们也不能够理解究竟发生了什么……直到今天，我父亲其实也不能真正理解。我认为精神疾病压根就不在他的词汇表中（迈克尔很可能是对的，35年前几乎没人知道强迫症，现在也仍然有许多人不能理解）。"

迈克尔渴望与父母交流他所经受的一切，然而他一直无法做到。"我一生，"他说，"都想有人对我说，'我很难过。我希望情况能好些。我知道你尽力了。'"因为他一直没有听到过这些话，所以他从没有感到被全心爱过或接受过。接着他就学会了封闭自己的感觉。当他长大后，这个特点更加严重。"我发现强迫症患者的一个共同之处就是他们的感觉变得麻木。当我进入一段关系，我会立即封闭自我的感觉并开始自我陷害。那是强迫症到达峰值的时刻。而当你真的想要感受些什么的时候，你所能感到的全部都是强迫症。"

强迫症引发的恐惧能比任何其他的情绪都强烈，包括爱和忧伤。例如，加州大学洛杉矶分校强迫症治疗小组中有一名年长的妇女，她与死亡有关的强迫观念是如此强烈，以至于她无法放松地前往任何一个死过人的地方，即便已是几世纪前的事情。全家去亚利桑那州的墓碑镇的度假对她而言是一种创伤经历。她曾穿的或曾带到那儿的每一件东西都变得被污染了。与亲近朋友的关系也变得疏离了，因为他们不能理解在他们失去至爱时她所保持的沉默。可是她就是不能忍受发慰问电或者哪怕只是拿起电话表达自己的难过。她把这种回避合理化为保持低焦虑水平的需要，即使是以失去朋友为代价。某些人可能会愿意采取这样的妥协交易，这是可以理解的，但却不是很清楚的思维。在现实中，这不是真正的权衡取舍。不打吊唁电话只是使得她强烈的强迫恐惧变得越来越糟。如果想让她的恐惧走开，她就必须面对它。还有另一名女士，在父亲躺在病床上、即将离世的时候，她却无法对他说再见，因为她的强迫冲动阻止她离开家及时赶到医院。

最近，通过坚持不懈地练习四步骤法并定期参加加州大学洛杉矶分校强迫症治疗小组，迈克尔的情况发生了转变。许多年来，他已经习惯了用药物辅助治疗强迫症，但是他逐渐相信，"药物实际上在磨平我的个性。我真的很麻木。我的情绪被牢牢地抑制住了。为了战胜强迫症，人们真的不得不让他们的情绪走开。"

虽然他的强迫症在很大程度上得到了控制，可迈克尔现在感到他已到达了一个瓶颈期，而他则想做得更好。因此，他决定取消药物治疗，几乎是才停药，他的感觉就马上好多了。尽管此后他的强迫症念头和冲动又有所增加，但他运用四步骤法有效地控制了它们。"我现在开始下山了，而不是爬着艰难的上山路，日复一日地陷入与强迫症的单调斡旋中。"多年之后第一次，他经历了深层的情感体验。他记得，"当我妈妈几年前去世的时候，我根本没哭。"又是那些麻木感。"但是，当我最喜爱的篮球运动员米克·曼特尔死去的时候"——这发生在迈克尔停止药物治疗之后——"我感到极度的痛心，我哭了，而且能够让情感表达出来。"当他能够这样做时，他发现强迫症的水平变得非常低，而当他压抑自己的情绪时，他的强迫症则最严重。

强迫症患者所感到的孤立感是他们决定尽可能长时间地向人隐瞒自己的可怕秘密的结果。相反，迈克尔喜欢告诉人们他患有强迫症。"这是一种非常解放的感觉，一种真正的宣泄：'嘿！我疯了。你好吗？'"但是他同时也知道大多数人要么毫不关心他的问题，要么用一系列他们自身的躯体或精神症状来炮轰他。

说，还是不说

芭芭拉总是强迫性地琢磨自己是否已经把咖啡机的插头拔下了。当她最初被诊断为强迫症时，她告诉了每个人，"如果人们知道了我最糟的缺点，但还认为我不错，那么，我就没问题了。"但是，很快她就意识到要学会对自己的强迫症保持缄默。在工作中，人们的反应要么是拿她开玩笑，要么是迷惑不解地问她："为什么你不能停止？"芭芭拉意识到坦白强迫症对她的职业发展是一个糟糕的举动。不幸的是，绝大多数的时候情形就是如此。

本杰明曾一度不得不生活在绝对有序的环境中，他说："告诉别人患病的真相，并没有让我看到任何建设性的结果，我不是非得说出来不可，因为人们通常普遍对精神障碍缺乏理解。"例如，他就没有告诉同事或新朋友。但是，他对女朋友和家庭都是坦诚相向的，且这两者都对此抱有正面的反应。对家庭坦白是一个很难做出的决定："因为我来自一个很成功的家庭，他们在社会上、职业上都很成功，很有权力，从某种意义上说我在自己周围筑起了砖墙。"为了在家人那里掩藏这条缺陷。告诉他们他患有强迫症是一种极大的释然。"在我开放之后，他们也更加开放。我有了积极的雪球效应。他们的反应比我预期的更善解人意和充满理解。我不再需要扛着巨大的防御戒备了。我现在是一个更加开放的人，更能够承认自己其他的弱点并更能自嘲了。"

他体会到，"人们尊重那些能够接受自己本来面目和真实身份的人。而且人们实际上对身体障碍有很高的容忍度——如果他们看到病人正在努力恢复功能并尽其所能地与人交往。"

本杰明观察到了，别人能察觉到强迫症患者总会忙于一些紧要的当务之急，举止也不太自然，这抑制了患者和普通人之间亲密关系的发展。当他的强迫症更多地得到控制，且不再这么多地关注自己时，他希望能够扩展社会交往。"我知道我要走出强迫症。我要像其他人那样发挥功能。我对其他人有责任。我经常评价自己：是强迫症阻碍了我去成为一个能够爱别人的人吗？一个可以影响他人生活的人吗？一个关爱、助人、更加善解人意的人吗？"

当然并不是每个人都有同样正面的经历。克利斯朵夫发现他的父母其实从没有真正理解他的强迫症。他们只是劝告他要努力"时时刻刻思考那些好的想法"。这种理解的缺乏导致一旦这个话题会出现，父子之间就出现紧张的冲突。"其实在某种意义上，我是被迫放弃看医生的，因为我被认为实际上并没有什么问题，'精神病之类'的话题已经持续得太久、让人厌烦了。"几个月之后，克利斯朵夫说服他的父母允许他参加加州大学洛杉矶分校的强迫症项目，正是在那里，我向他介绍了我们的四步骤法。他不断取得进步并成为强迫症治疗小组的一名固定成员。

强迫症患者时常说起他们具有强迫型人格，极度内向、害怕进攻、不能和有攻击性的人相处。杰克是强迫洗手患者，在不断跳槽中他了解到，"我真的不怎么喜欢与人打交道。那类工作看起来是我做过的最差劲的。我曾经当过暑期银行出纳员，那简直太可怕了。客户要求速度和和蔼可亲的态度，而我只会全神贯注地做我觉得该做的事情。我绝对不是一个和蔼可亲的银行出纳。"他也曾在学校教过一段时间书。"你能想象吗？高中水平要求的是绝对的自信和纪律性。"这可不是杰克的强项。

利用强迫症来控制

为了此书的写作，我与艾佛·汉德博士进行了会谈，他确认临床强迫症患者可能会倾向于从事低人一等或低要求的工作。他说："强迫症患者在适合的工作中，可以表现得相当出色，例如，机械工程师或电脑程序员。他们的强迫症实际上可以帮助他们做好工作。但是，如果得到提升，他们会表现出领导技巧的缺乏，他们不知道如何处理竞争的问题。短短几个月之内，曾经令他们备感愉快的职业生涯让他们兴奋过了头，很快发展出了严重的强迫行为，以至于根本无法再胜任工作了。"

毫无疑问，环境和基因的因素在强迫症的发展中都起到一定的作用。好几个强迫症患者告诉我，他们成长的家庭要么有一个强硬的父亲，要么有一个专横的母亲在领导（当然，这可能是父母本身患有强迫症却没有被诊断的结果）。他们相信，这样的背景造成了他们的低自尊。艾佛·汉德博士发现，为了补偿，这些人可能会发展出控制性的强迫行为。把"他们必须完美无缺"当作控制社会环境的一种方式。然而，他说："没有人知道为什么在相同环境下成长起来的人有一些会产生强迫症或其他精神障碍，而另一些人则不会。"不过，基因遗传生物模式的证据已经相当确凿。

低自尊可以使人陷入失败。例如，一个患有强迫症的男人对自己说："我永远也不会结婚，因为没人能应付这些。"他创造了自我实现的预言，让自己从社会生活中隔离，并以孤独告终。

很显然，许多低自尊的人长大后都有潜在的攻击性人格。他们感到不安，即使他们在社会和职业功能方面发展得还不错，但他们仍缺乏真正的社交技能，并对周围的人欠缺信任。在婚姻中，有生理性倾向的人可能会发展出强迫行为来控制配偶。或在自我防御方面，一个在情绪混乱环境中长大的孩子可能会培养出强迫症作为应对武器。"他们构建起自己的安全小世界，"艾佛·汉德博士评述道。

汉德博士说，有时孩子会以仇恨来作为回应，但不总是这样。他们可能会到其他的地方寻找关爱，也许是在他们的伙伴当中。在与强迫症患者的家庭会面时，汉德博士在这些家庭成员中感受到了许多的愤怒感和攻击性。"这很恐怖，很吓人。整个家庭，一个接一个地说他们有要杀死其他人的想法。"当然强迫症在其中起一定的作用，但是可能不是主要的，而真正的、隐藏的问题会在治疗中浮现出来。

寻找爱

当父母患有强迫症时，孩子可能会满怀着强烈的愤怒和怨气长大，因为他不得已被卷入父母古怪又耗时的仪式中，并被"正常"的生活拒之门外。多蒂用过度的清洗来摆脱自己害怕儿子的眼睛会发生什么事情的恐惧。当儿子逐渐长大时，她告诉他自己患上了一种叫强迫症的疾病，由于她无法控制自己，所以才有了那些疯狂的举止。可是在儿子离开家上大学时，他的话让她感到非常难过："我受够你了，妈妈！"作为一个单身母亲，她已经竭尽所能地试图去补偿她所制造的混乱。"我想我是个好妈妈，但是几年前他对我说，'我觉得你是世上最可怕的妈妈！'这如同有人拿刀捅我……我的意思是，这是我听到过的最糟糕的话，从来没有任何人这样说过。当然现在他是否理解已经无关紧要。我已经做了所能做到的最好。"

凯伦是我们加州大学洛杉矶分校治疗小组里的一位强迫囤积患者，她的故事有力地说明了环境和基因二者在强迫症发展过程中所起的作用。她的父亲要求家里的每个人都完美无缺，尽管他自己离完美差得很远。毫无疑问，他患有典型的强迫症——检查和污染的观念以及过分强调不许浪费任何东西的强迫行为。凯伦事实上还在他的膝盖上时就"学到"了强迫症。他向她展示如何检查炉灶的开关并向她讲授细菌和病毒的危险。她回忆道："处理肉中的一根小刺简直像动一个外科手术，有一整套流程来确保不会受到感染。"如果凯伦没能执行父亲的命令，他的脸就会被愤怒扭曲，她知道一顿暴打马上就要接踵而至。她千方百计地设法来赢得父亲的爱与赞赏。他坚持认为，家里所有的东西必须买二手货，通常是在教堂的赠品义卖销售市场上购买，然后他会带着凯伦到城里的垃圾堆拣那些可以修补或日后能派上什么用场的破烂。凯伦把从小巷垃圾箱里淘来的东西带回家。她的收获总能让爸爸赞许地拍拍她的头。凯伦说："在我中年的时候，早年的这些想法和价值观又转回来拜访我，几乎毁掉了我的生活。"

大多数时候，凯伦通过做一个"好女孩"来补偿家中缺失的关爱，在学校里她所有的成绩都是优，她服从父亲荒谬的要求。然而，他还是不能对她宽容些。终于有一天她对母亲爆发了："我对他真是恨之入骨！"当然，他听到了她的话。那天她心惊胆战地从学校回来等候发落。当她走进家门，发现他躺在厨房的地板上死了，死于心脏病发作。凯伦说："我那时 15 岁。我觉得是我杀死了父亲，真切得就像我拿着枪对着他的胸膛扣动了扳机。"从此以后，她更加努力做到完美，认为父亲会以某种方式知道并摆平他们之间的事情。对完美的追求让她付出了巨大的代价。她患上了神经性厌食症和暴食—饥饿的饮食习惯，最后在高中毕业的那天她进了精神病院，而那天她原本要作为学分最高的女生领取奖项的。

对孩子们的治疗通常见效很快。一个 11 岁的女孩，没有精神疾病的历史，搬到南加州后不久第一次经历了地震，在此之后，她逐步产生了强迫性的念头和行为，担心父母会受伤而与她分离（她的恐惧有一些逻辑基础，因为她的家离震中很近，并且遭到了破坏）。这个孩子逐渐有了睡眠障碍和强迫行为。尽管她曾经是典型的 11 岁年龄孩子的那种乱糟糟的样子，但现在她却开始整齐地收拾她的桌子和东西。她为上床睡觉设计了一个 30 分钟的仪式，她必须在书写板上写："妈妈和爸爸什么事情也不会发生。"每晚她还必须拿一杯水放在床边，确信它会保护她的妈妈、爸爸和小兔子的安全。因为这个孩子的父亲是个精神病学家，他马上意识到她有问题了，在这些行为出现 5 周后，他开始寻求专业的帮助。在治疗中，治疗师告诉女孩她患上了一种叫作强迫症的障碍并解释了它是什么和它会做什么。这个女孩还被告之她必须抵制她的强迫冲动否则它们会变得更糟糕。在 3 个月的治疗之后，她的症状几乎完全消失了。缺少觉察的父母可能会迎合孩子的强迫症，认为它是一个短暂的阶段，那强迫症就可能会被巩固下来，并最终将整个家庭拖进情感混乱的旋涡。

共享的疾病

经常地，家庭成员会纵容强迫症患者到极其荒谬的地步——例如，凯伦的丈夫，容忍家里堆满垃圾直到他们只剩下一条窄道通行。让外人进来已经是很多年前的事了。尽管如此，他还是容忍她的怪异行为。他自己是不是也病了？汉德博士认为，是的。他相信，"只有自己患有精神疾病的人"才会让这样的情景荒谬到失去控制。他提到这对夫妇搬了六七次家，总想着在新家里情况会有所不同，但是每次都没经过多少时间新的地方又填满了垃圾。

汉德博士坚持让家庭参加诊断，但是允许他们自行决定参与治疗的程度。强迫症患者有可能很艺术地掩饰他在其他方面的任何问题——例如，一对一关系中的困难——而且可能对治疗师的深入分析产生很大的阻抗。"他们害怕，"汉德说，"他们逐渐形成了一种习得性无助的态度。他们有问题，但是那些问题不能被解决。如果他们处于稳定的关系中，只要他们仍患有强迫症，那么这个关系通常是病态的。两方面都对确实的改善不抱指望，但是同时，他们非常害怕去破坏任何事，所以他们宁愿生活在糟糕的关系中。"

一种汉德所谓的"交互作用的炸弹"经常在家庭中出现。这个短语的意思是强迫症患者长期怀有攻击性，为了真实的或只是察觉到的对方对彼此关系的背叛，他们会在关键的、不恰当的时刻用强迫症来攻击对方。这样，高强度的强迫行为可能会"突然爆发"，导致一片混乱并干扰其他家庭成员的生活，后果是无边的痛苦和病情的恶化。

汉德引用了一些他在德国汉堡实践时的案例：一个妇女和她的女儿及女婿生活在一起，她不停地唠叨她的女儿，嫌她的房子不够整洁。最终，女儿逐渐形成了一种防御强迫。整理床铺时，她几小时、几小时地抚平床单，并越来越忽略房子里的其他东西。当母亲试图打破女儿的这个习惯时，两人吵了起来，母亲威胁说心脏病要发作。事实上，汉德发现，这不过是长期以来为抢夺主导权而进行的战争中的一场巅峰对决。在这场权力之争中，母亲坚持认为女儿应成为更好的家庭主妇，却使得争战日益陷入自相矛盾的局面，因为女儿利用她的强迫行为来占据了上风。

另一个妇女强迫性地认为丈夫在 20 年前有一段婚外情。他们在发生冲突时，她称对方为"肮脏的猪"，而他对此断然否认。最终，她因为病态的嫉妒而入院治疗。当她回家后，逐渐产生了更广泛的强迫清洗行为，结果是房子里 80% 的空间几乎完全无法居住，因为她每天 16 个小时的疯狂清洗也只能让 20% 的空间"足够干净"。当丈夫下班回家时，她要求他脱下衣服，然后她会给他从头到脚洗澡并消毒。她的理论是，很久以前的婚外情让他变得很脏，尽管不能把他内部的肮脏去掉，但是她可以洗掉他外部的不洁。这给了她一种控制的感觉。在治疗中浮现了一个比可疑的婚外情更让她妒忌的事实：她最喜欢的 6 岁女儿，居然一直向"犯错误"的爸爸公然表现喜欢之情。这个妇女后来的情况有了改善，她停止了清洗的仪式，据她说是被迫停止的，只是因为得了膝关节炎的缘故，尽管这个诊断从未被证实过。她甚至说服丈夫和她参加一个舞蹈班，她解释说舞蹈对她的膝关节有好处。

还有另一个案例，一个丈夫有一种强迫的需求，他必须数小时重复简单的句子。他非得要在妻子面前这样做不可，这样她可以向他保证每个句子里的所有单词发音正确，并且语调也是恰当的。当妻子试图逃避这项繁杂不堪的累活时，他会锁上门。他把她锁在卫生间里，而他则站在门外一遍又一遍地重复句子。为了逃脱，她偶尔会透过门喊："好！""正确！"而这只会让他变本加厉，因为他猜到了她说的并非实话。一次，妻子设法从房子里跑出来，跳上车开出去。就在这时候，她的丈夫冲上街道，猛地站到她的车前，逼她停下来。他赢了。

在治疗中，汉德告诉病人，他们必须计算出坚持强迫症的好处和坏处。如果他们不是因为自己想治疗而来参加治疗，而是因为其他人强制他们来参加，那么他相信治疗是没有效果的。而且，他补充说，治疗师和患者应该一起合作制定行为治疗的策略。例如，可以告诉那个通过形成强迫症来报复丈夫的家庭主妇，他们的关系可以重新建构，这样她可以获取同样的力量，而不用实施强迫行为。这个技术可以被视为是重新归因步骤的更广泛意义上的应用——不仅指大脑使人们被强迫症的各种症状折磨，而且还揭示了强迫症被患者用来操控人际生活中的其他人的事实。这是强迫症症状的"二级获益"因素，而我们可使用重新归因的步骤积极地处理、应对这一现象。通过认识强迫症在你情感生活中的作用，你能够发生健康的转变，减少利用强迫症症状的倾向，这种方式只会让人最后以自我挫败告终。这是如何运用四步骤法来帮助你更好地管理强迫症的另一个例子。

理解，不是纵容

把强迫症与健康的婚姻以及其他事物之间的关系说成总是像油和水一样，我向你保证这不是真的。许多案例中的夫妇通过使用四步骤法，一起努力建设稳定、亲密和支持性的关系。

但是，强迫症也可以给他们前进的道路带来阻碍，这一点也不应被忽视。患者可能会产生与害怕失去控制相关的性焦虑。一个人可能有暴力的想法但永远不会付诸行动，而另一个人可能强迫性地认为，狂野和不可控制的性欲就要释放出来了。强迫症患者可能会通过发起冲突，通常带有强迫症的症状来宣泄潜在的攻击性，结果导致了对亲密关系的回避。在内心深处，动机可能是为了避免开放情感而受伤的危险——又是低自尊的老问题。

汉德博士援引的另外一个案例是一个青春期男孩，他逐渐养成了怪异的饮食行为。他只能吃一样东西——一种贵而且罕见的鱼，而且必须由他的妈妈以某种特定的仪式来喂他。他的父母只有他在场时才被允许互相谈话，而且话题必须由他选择。在某些方面，他退行到 2 岁并且开始在夜里尿床。耐人寻味的是，所有这些症状都出现在他父亲有一段婚外情并威胁要结束婚姻的时候。这个男孩成功地获得了他想要的东西：他生病了，父亲结束了婚外情。可是，这个男孩病得越来越严重，他从同龄的伙伴和外面的世界中退出来。一个恶性循环形成了：父亲回家了，婚姻只是名义上的婚姻，没有相互的关爱。母亲现在通过对儿子奉献自己来满足她的情感需求，强化了强迫症的升级。这个男孩利用他的疾病来支配他的父母。他使家庭维持在一起，但以自己作为代价。他们都在一起——都病了。这个故事没有一个幸福的结局。这个男孩在家庭治疗中改善很多但后来又复发。当他试图重新与同龄人建立联系时，事实证明了，他以前形成的社会功能缺陷是灾难性的。他的妈妈重新又回到以前帮凶的角色。像通常那样，这是全家的事情。

最后是一位来找汉德博士寻求帮助的女士，她的邻居们抱怨她在开公寓的门时发出的噪声太大；她解释说她只想知道如何让邻居们平静下来。在治疗中她开始说起她强迫性地翻译圣经。在她年轻时，她加入了教会，急切地想从正常的社会联系中摆脱出来。她将继承的一大笔遗产捐给教士们，但是在一年以后，当她的幻想破灭想要离开时，他们却拒绝退还那笔钱。此后，她很快开始翻译圣经，试图向教皇证明所有现存的翻译版本都是错误的，因为它们所教诲的那些教士们，竟然如此恶劣地对待她。翻译圣经成了她生活的唯一使命。她是个兼职秘书，却在自己的公寓里像个修女一样生活，翻译、翻译，然后把她的著作寄给教皇，尽管如此，她的强迫行为还是背叛了她。她不但没有成功地报复那些教士，却逐渐产生了怪异的行为，而这成了她寂寞生活的唯一内容。

一起宽恕强迫症

家庭成员一起努力可能就会有美好的结局。一个病人告诉我，她在丈夫的帮助下好转了，"我们一起宽恕了我的强迫症。"

拉拉对刀子有暴力性的强迫念头，她说当她陷入强迫思维时，容易退缩成为一个安静、阴沉、悲伤的人。她的丈夫会说："拉拉，停止强迫思维。我可以看到齿轮在你的脑袋里转动。停止它。"重新确认将她猛地拉回现实。她说，他感到难过只是因为强迫症给她带来太多的痛苦。他保护她。"如果电视里有可怕的事情发生，比如飞机坠毁，他知道我有点容易被灾难事件激发，所以，他就会说：'你没必要看那个。你已经害怕坐飞机了。'"——又是一个现实检验。她发现他关心人、理解人，而且他不会被她的强迫症吓住。尽管有时候她会毫无理由地害怕。她和丈夫曾经讨论要领养一个小孩，但是拉拉强迫性地想象那个领养的小孩——当然现在还没有名字和踪影——会受到伤害。"我有一种折磨人的、拉扯的和撕裂的感觉，那个孩子总会处于危险之中——意外事故、疾病、被绑架或死去。"

因此，领养的决定被搁置一边。

卡拉强迫性地认为她有可能会杀死自己襁褓中的女儿，在婚姻中，她因为亲密关系的问题苦苦挣扎。"那是我能思考的最后一件事情。强迫症占用了一天24小时。我只能设法活下去、发挥功能。对他而言，去理解我们之间的关系以及我发生的变化是非常困难的。"在强迫症之前，她是超级高效女强人，轻松地应对工作、志愿者活动以及照顾体弱的父母。患上强迫症之后，她无法同时做这些事，她感到挫败，并把部分的挫败感发泄在丈夫的身上。他感到困惑难解，因为在他们14年的婚姻中，她曾一直是主事儿的人。现在，她要求有时间来考虑自己的需求，而他对此感到不习惯。"遗憾的是，我甚至没有时间来处理发生在他和我之间的事情。而且我也没打算真正和他分享发生在我脑海里的事情。这些细节太可怕。"

家庭成员在提供支持、理解、善意、耐心和鼓励练习四步骤法的方面最有帮助——而不是纵容和姑息病人的强迫症。强化不可缺少；每一个进步都要得到认可。强迫症患者需要对自己感到满意，因为他们已经很久没有这样了。他们不需要愤怒的指责；他们已经对自己谴责得够多了。他们也不应该被过于催促；他们的目标要通过许多的小进步而不是通过巨大的飞跃来实现。当然，有时候伴侣会感到疲惫并对强迫症患者失去耐心，他（她）需要自己的时间。那也没问题，对此不应该感到内疚——事实上，强迫症患者应该鼓励其伴侣这样去做。

强迫洗手患者杰克，在他寻求帮助之前，他和妻子之间麻烦不断。妻子和女儿被他不停的问话喂饱了，"你洗手了吗？"他现在理解了，"这就像是告诉人们他们很脏。"被强迫症扭曲的大脑一刻不停地在担心，妻子在为家人准备饭菜时不知怎么就污染了它们。这种想法几乎把他逼疯。但是他强制自己停止询问她是否洗过手。"这依然困扰我，但是我想，如果再继续下去，会导致更大的灾难，比如我的妻子会离开我。"这样的洞察可以成为练习四步骤法的强大动力。

在治疗中杰克提到，他的家人似乎没有注意到他是如何改善的，他们只是希望强迫症立刻消失——这让他感到挫败。他的妻子说："我知道你在做什么，我也知道你为什么要这么做，但这仍让我发疯。"在确诊之前，她会被他激怒，告诉他如果不停止洗手，他的手就会断掉，但是那时她只是觉得他有点怪异。他笑着说："而一旦有了诊断，一旦这事有了个名称，人们就知道他们可以干扰你所做的事情。以前，他们不知道到底发生了什么而且他们不想问。"他反问："你能想象和一个每时每刻都在试图改变你的人生活在一起吗？'你知道你为什么做那些事。''你在卫生间做什么呢？''为什么你又在洗手？'这让我快疯了，所以过了一段时间之后，她改换另一种态度，让我去寻求专业帮助，对她算是某种解脱。有一次她哭着说：'我希望我能够帮你。'我对她说她已经帮了，她不容忍我的强迫症，不姑息我让强迫症变得更糟糕。"当然，对家庭成员来说，不姑息强迫症也有好一些的方法和差一些的方法。

杰克的妻子在和他一起参加小组治疗的问题上划清界限，她说："我为什么要去看那些和你做同样事的人呢？"他没有逼迫她。"我想这其中也掺杂了一些恐惧。以前，她会想这只是我的怪癖而已。但是，突然之间，我得了精神障碍。她不想去思考这些。"

凯伦回忆，在她与强迫症的较量中，经常感到非常压抑、紧张、沮丧，以至于变得很容易发火。"我的丈夫骂我是婊子，这激怒了我，因为我已觉得负担够重了。所以，我的反应是：'你才是那方面的行家。你们家里那些东西也够多的。'"他们的吵架不断升级，随后他们的性生活减少。在治疗中，她了解到丈夫也患有强迫症。这解释了为什么他这么多年来一直容忍她囤积东西。

因为他们俩在收集无用垃圾的荒谬仪式中是"共犯"，所以缺乏现实检验，以至于情况发展到荒谬悲剧性的危险境地。老朋友从城外来拜访他们，却被拒之门外，他们所有人只能站在院子里谈话。加拿大的朋友打电话说要来，凯伦和丈夫安排在妈妈的家与他们碰面。无论如何，凯伦一想到他们可能会突然出现在家门口就感到很恐怖。"迫不得已，我把车停在离我家几个街区以外的地方，这样他们可能就会想我们不在家。天一黑，我们就上床，这样他们就不会被灯光吸引来造访我们。"

芭芭拉的丈夫对于她的强迫检查行为是富有爱心而善解人意的，尽管他发现理解它们是很困难的。但是，有一次她回到家，宣称她感觉糟糕极了，因为那天早上她在开车上班的路上撞了人，此时他失去了耐心。"对他而言这就是那根最后的稻草。"她说，"这太荒谬，太离谱，完全脱离了现实。这让他震惊，确实超出了他的极限。"她理解这不过又是强迫症的另一个肮脏的把戏，然而他不明白。他大声呵斥："如果你的车撞了人，你会听到'噗'的声音，你会看到人躺在马路上。"她被他的过度反应吓倒："我知道这是同样的事情，不管怎样这是发生在我身上的事情。"不久，她在报纸上读到一篇文章，描述了一个和她有相同症状的严重的强迫症患者。她最终明白了她患的是什么疾病。

当芭芭拉在自我指导的治疗中取得进步时，她的丈夫也很好地履行了他的职责。他拒绝为她检查东西，除非她已彻底筋疲力尽了。然后，他可能会对此开个玩笑，宣布说，"这就去检查了！"这实际上是重新确认的一种形式。她说："他知道他不能治好我，我必须自我治疗。所以，他从不过度参与。他是一个令人惊讶的包容和自我调节完好的正常人。如果我嫁给一个和我一样有各种家庭功能紊乱问题的人，那将是一场灾难。他将不得不处理其他问题，而不仅仅是我的强迫症。我曾经是个酒鬼，我必须康复。我有严重的自尊问题。在患强迫症之前，我已经有很多包袱。"这些包袱包括一位患有中度强迫症的母亲，她习惯在他们出门时，派她的女儿回家再次确认炉灶已经关好。芭芭拉承认："我甚至没有走进厨房。我会回来说，'噢，妈妈，关好了。'"多么讽刺，多年后，芭芭拉会要求她的丈夫帮她去检查炉灶。

如今，芭芭拉的强迫程度很低而且在控制之中。当最严重的时候，她丈夫一直和她在一起。"我可以在他那儿卸掉负荷并释放压力，他耐心地坐在那里，跟我谈话直到我感觉好些。"偶尔他也会抱怨，"你知道，你和世界没有联结，你生活在蚕茧中，你没有参与到世界或其他人之中，你根本不在乎是否生活在真空之中。"真的，有时候在周末，她只是躺在床上。有时候他会进来拉她出去，有时候则不会。芭芭拉后来有了小孩并辞了职。现在她开始感觉压力小了，她正在建立社会联系并逐渐对外面的世界有了更多的兴趣。

15 分钟法则在加强家庭成员与强迫症患者之间的沟通很有帮助。如果家庭成员能够富有支持性地表达，而且必须是用治疗性的方式——"让我们再等 15 分钟。我现在不为你做这个，但我会在 15 分钟之后做。我知道现在你的强迫症确实在困扰你，但是让我们就等 15 分钟，然后看看它会怎么样。"到最后，强迫症患者会倾向于重新评价情境。重申，这个干预必须是出于良好的意愿，否则会让情况变得更糟糕。

不要催促，不要着急

由于多年的练习，为了自己的利益，患者总能聪明地隐藏自己的疾病。许多人告诉我们，在长达数个月的亲密关系中，他们没有任何理由怀疑自己的伴侣患有精神障碍。也许会有一些小小的怪异行为，但都可以忽略不计或合理化。多明戈的前女友凯西，描述了他们关系的初期，有一次多明戈强迫症严重发作的情形。她几乎对强迫症一无所知，也不知道如何应对。有时候多明戈也会对强迫症估计不足，他会对女友说："你为何不一丝不挂地站在我面前？这样我的大脑就可以想些别的东西。"而当他的强迫症糟糕到这种地步时，她说，她愿意做任何事帮他解脱出来，但是，"除非就在他身边有炸弹要爆炸了，不然的话，对任何其他的事情都没有帮助。"

她笑着跟我们说："好玩的是，我们家的狗也有同样焦虑的行为。你知道宠物是怎样学习主人性格的吗？哎呀，那真是不可思议。这条狗确实很黏人。它必须随时在我们身边。我们制造了一个怪物。如果我们出门而它必须留在家里，它的呼吸会变得古怪起来，它开始舔东西并露出一副很傻的表情。"它让我想起多明戈的焦虑情绪。我告诉他："你们俩简直一模一样。"不过，还没有临床证据显示和强迫症患者在一起的狗会产生强迫症。

像其他打乱日程的事情一样，搬家对强迫症患者而言可以说是创伤性的经历。他们经常会抵制旅行的想法，尤其当他们有害怕被污染的强迫观念时。旅行意味着使用公共洗手间，和躺在陌生人睡过的床上。多明戈给自己买了一辆 500 美元的山地自行车，按照自己的想法组装好，而当凯西提议到山上郊游一天时，她实际上不得不把他和他的自行车硬拽出门。他回忆道，"我害怕我的自行车会被剐蹭。但是，有趣的是，当我到了山上，突然间它不再是我的自行车了，所以我很享受地骑着它。我不再关心它会不会坏或是剐花了。强迫症真是很古怪。"

尽管多明戈和凯西像夫妇一样生活在一起，但是，他们各有各的卧室。她习惯嘲笑他并把他的房间叫作"陵墓"，里面摆放着他收集来的珍贵藏品和艺术品，布置得确实像陵墓。她很懂得不要去帮他重新调整任何东西。"如果我收拾他的东西，"她说，"他会大发雷霆。他必须去检查有无损坏。我甚至不能洗他的衣服，我是个糟糕的洗衣工，我会在衣物上留下漂白点，他对此大为恼火。"

凯西逐渐看到，多明戈对于生活中的变化和破坏性事件的抵触也有好处。她告诉我们："如果他没有患强迫症，他可能会有 10 个女朋友，因为他天性是个滥交的人。但是，因为强迫症——这是我爱的那个部分——他变得很忠诚。他是信天主教的，对吧？但是如果他欺骗我，他也不得不告诉我。首先，他有害怕被污染的强迫观念，他将不得不告诉我是否碰了别人。"多明戈确认了她的说法。"一旦我习惯了一些事——某人的话——我的焦虑就越来越少。对于新人的话，我则不得不从头开始。我们这些强迫症与众不同。我们容易对事物形成习惯。"在熟悉中有安全感。

凯西过去曾经参加过我们的家庭支持小组，在那里她碰到其他强迫症患者的父母和家庭成员。他们当中有很多人曾经因为强迫症经历过地狱般的生活。凯西回忆道："其中的很多人奇怪我和多明戈在一起干什么。他们不能理解既然我有选择，为什么还和他混在一起。我既不是生于这样的家庭，也不是患者的父母。"答案是，不论有没有强迫症，她都欣赏他的优秀品质。

这不是说他们就没有经历过艰难的时刻。看到男友的强迫症山雨欲来的时候，凯西自然的本能是抽身撤退。"哦，天哪，我得离开这儿。我应付不了这个。我的余生怎么能用来应付这个？"但是当她问起我她应担当的角色时，我告诉她如果选择和多明戈在一起，她就必须对他的治疗感兴趣并参与其中。

5 年之后，多明戈和凯西由于强迫症以外的其他原因分手了。他度过了一段糟糕的时光，在治疗中的病情也出现了反复。他解释说："我很快会习惯人和事。如果那个模式被打破了，我的安宁也随之被打破。于是，我不得不挣扎一段时间后才能重新获得安宁。"最近，他和分手后认识的一位女士结了婚。很讽刺的是，他们相遇时，他正在健康食品商店购买凯西坚持要他继续服用的增加体重的营养品。他的妻子后来告诉他，当她第一次遇到他，她就感觉到他身上有一些东西"与众不同""很有意思"。他带她去吃晚餐并把他的强迫症坦诚地告诉她：她从来没有听说过强迫症，而且也确实不理解，但是她在学习。多明戈很快告诉她："永远不要催促我，永远不要逼迫我，否则你会看到我变得很有攻击性。永远不要对我说，'快点！'因为那会把我坏的一面激发出来。当人们因为不能理解我经历的事情而逼迫我时，如为什么他会花这么长的时间做很简单的事情——穿袜子或洗澡，我会很疯狂。"多明戈在他的沉思中迷失。如果他看到裤子上有番茄酱之类的污点，他可能会强迫性地想那是血迹，并一直盯着看，直到他的大脑明白那不过是番茄酱。

对于那些正与和强迫症状做斗争的患者生活在一起的人来说，"不要催促我"是一个好建议。

吉尔和她的女儿

当吉尔的大女儿，埃里卡 11 岁的时候，吉尔最好的朋友在一次车祸中丧生。吉尔深受打击。她们两个人曾一起在一家房地产公司工作，并在茶余饭后分享秘密，但是吉尔却无法去太平间认玛里琳的尸体，也不能参加悼念仪式。她不能，如果参加，她的整个世界就会被"污染"。

吉尔记得，在玛里琳去世的那天，当她回家时发现两个女儿埃里卡和特蕾西都站在门口等她。"她们都在哭，我也在哭，然后，她们伸出手来拥抱我，而我说，'离我远点，我脏'。"然后，她就在原地脱掉了衣服，走进去洗澡。

她在家里待了许多周的时间。"我不能去任何我和玛里琳曾经一起去过的地方，因为污染的问题。"当她还是一个十几岁的少女时，她参加过男朋友最好的朋友的开棺葬礼，自此以后的 25 年，吉尔就开始遭受与死亡相联结的污染恐惧。多年后她才被确诊，她一直遭受着严重的强迫症的折磨。

在玛里琳悼念仪式的那天，不可思议的事情发生了：朋友们知道吉尔因为失去好友而备受打击，他们带着果篮来看望她。当吉尔从窗户里看到他们站在那里，她告诉埃里卡和特蕾西不要开门，因为他们是那些帮助验尸官认尸的人，他们被污染了，果篮也被污染了。如果他们进到房间里，吉尔、她的女儿以及她们的房子也会被污染。

"这太可怕了，"吉尔说，"我所能做的就是站在那里说，'我不能拿，我不能拿，我不能拿！'但是我想拿，所以最终我让埃里卡开了门，拿了果篮，走到卫生间，然后站在浴缸里。我的朋友走了，埃里卡就站在浴缸里，手里拿着果篮。我不知道怎么处理它。她被污染了，果篮也被污染了。"

还是埃里卡把她拉回了现实，她尖叫着说："妈妈，你不能把玛里琳冲到下水道里！"

吉尔让埃里卡把果篮放到冰箱上面，这样她可以看到它但不会碰到，然后再让埃里卡去洗个长时间的澡。果篮在冰箱上面放了很长时间，后来吉尔把水果扔掉了。但是，那天的记忆却一直伴随着埃里卡和特蕾西。

特蕾西最近听吉尔讲起那个故事。她现在 22 岁，也就是在近几年，她才能够把对妈妈的愤怒释放出来，为妈妈在她和姐姐成长过程中对她们所做的一切——怪异的清洗仪式；从一个城市、一个州搬到另一个城市、另一个州，试图寻找一块"净土"；和他们的朋友尴尬地解释为什么永远也不能邀请他们到家里来。

吉尔结婚时才 18 岁；到 20 岁的时候，她有了两个小孩。几年之后，她和丈夫离婚了。压力不断增加。她是个单身母亲，努力维持一份工作，而且她还病了。她不知道这个病是什么，但是，她知道不正常。与亲友隔着紧闭的门通话，不许女儿亲吻爷爷，因为他是个屠夫，碰过血，吉尔知道自己的这些做法都是不正常的。悲伤和压抑之下，她可以一连几个月几乎都不离开家，除非去买日用品或送女儿到别的地方去。

16 年来，她中断了与母亲、父亲、姐妹、兄弟的所有联系。他们都被污染了，而且她甚至不能和他们在电话里交谈。吉尔、埃里卡和特蕾西不断地搬着家，因为整个社区、整个城镇都被污染了。

特蕾西现在能笑着回忆说："我们总是要找有两个衣橱的公寓。"吉尔为了解决女儿必须去学校上学的事实——在那儿她们被污染了，将其中一个衣橱设为"脏衣橱"。她设计了一套流程来保持她们和房间的"清洁"：当女儿们从学校回到家，吉尔会打开门让她们进来，不许她们碰门把手。然后，她们将踮着脚尖从屋里走到"脏衣橱"前，在那儿脱光衣服并倒空书包。接着，她们踮着脚尖到卫生间淋浴。如果她们有家庭作业，那么流程就会更复杂。她们将不得不在衣橱里开着门做作业，然后再洗澡。吉尔当然从不走近"脏衣橱"。特蕾西记得，如果她或姐姐在做功课时想去卫生间的话，她们必须先去淋浴（保持卫生间清洁），然后回到衣橱里完成作业，然后再去洗澡。

埃里卡和特蕾西上的是私立学校，在家庭财政紧张的时候，她们耽误了一整年的学业。吉尔总是处在有些左右为难的境地。"如果我的强迫症很严重，我就不能工作了，因为我把所有的时间都花在了清洁上。因为我们付不起房租，我们不得不经常搬家。"

孩子们在还小的时候只是想，"哎，每个人都是这么做的。"可是后来，她们发现，向朋友们解释妈妈的怪异行为很困难。当然了，埃里卡和特蕾西的朋友对于从未被邀请到她们家拜访也感到很疑惑。"妈妈会讲一些故事让我们告诉别人。"特蕾西回忆说，"如何为这事或那事找借口。同龄人之间的事情让我很烦。'为什么今晚你妈妈不能带我们一块儿去溜冰场？'"特蕾西嘟囔半天说，"嗯，她就是不行。"

特蕾西上三年级的时候，整个学校变得被"污染了"。如果她或姐姐必须去校长办公室，那则是双重污染。特蕾西说，"记得有一次我必须得去见校长。那是一所天主教学校，我那时对宗教非常虔诚。我真的向上帝祈祷我不会被叫进办公室，因为我知道如果这样我就必须忍受那些额外的愚蠢仪式。"去一趟校长办公室意味着回家后要洗 2 次或 4 次澡——总是偶数次。

特蕾西开始撒些小谎。当吉尔问她话时，有时她去了校长办公室却说没有去。有时候她会偷偷地从"脏衣橱"拿课本到卧室里学习。

吉尔发现了她的女儿在撒谎，"我怒气冲天。现在，每一件东西都可能是脏的，因为我不知道她们到底去了哪里或者去过之后又碰了哪些东西。"当特蕾西九年级的时候，她打破沉默，把妈妈做的这些古怪的事情告诉她最好的朋友。"这对我来说是个突破，终于跟别人说了。"当然，她的朋友告诉了其他的女孩。很快，学校里的女孩们开始开玩笑，"嘿，我想这真酷。我能去你家和你一起站在衣橱里吗？"对特蕾西来说，这一点也不可笑。

女儿们恨妈妈的强迫症，但是她们也学会了利用它来获取好处。特蕾西说："埃里卡和我会对她说，'如果你不让我们的朋友过来玩，那你就得给我们钱出去玩。'"妈妈不允许她们去做保姆，因为小孩或小孩的家庭可能有污染。尽管吉尔维持家庭财务平衡很艰难，但是她还是会给她们想要的东西。

吉尔关于污染的强迫观念显然毫无逻辑，这个现实让女儿们感到十分困惑。特蕾西回忆说："埃里卡和我过去总花很多时间问她，'为什么这个东西现在是脏的而以前不是？'"如果一个受"污染"的人打过电话来，吉尔会花数小时擦洗挂电话的墙壁，而不顾水池里堆满了脏盘子。"这让我的孩子们很难过。有时候，我甚至会脱掉我的衣服，这样我就不用洗衣服了。她们回到家，看到我赤裸地站在那里，戴着纸帽子，拿着一瓶酒精。这很怪异。她们会说，'妈妈，你是个酒鬼。'当然，看到她们难过让我也很难过。你的孩子为你感到羞耻是很可怕的。"

"我恨她，"特蕾西说，"我会不停地告诉她，'我恨你，我恨你让我做这个。'强迫症影响我生活中的每一件小事——要对人们撒谎，感到许多的冲突。当她让我洗 4 次澡时，我会对自己说，'我这么做是因为我爱她。'之后我却变得恨她。我现在还是这样。我曾打过她，我如此愤怒。而我也爱她。我不想打我的妈妈。"

一次，出于好玩，特蕾西和一个女朋友决定晚上去墓地。当吉尔问她们去了哪里——她总是这样问——特蕾西告诉她真相了。吉尔几个星期都沉浸在这件事中：墓地——死亡——污染。后来特蕾西的女朋友趁吉尔出门顺路过来玩，特蕾西知道她必须对妈妈撒谎。世上没有足够多的酒精再次消毒一遍房子。过去，特蕾西说："我们真的会买一箱箱的酒精——3箱、4 箱、5 箱。到那种程度的时候，她做的所有事情就是清洁。"

事情发展到失去控制的地步，孩子们受够了。当特蕾西 16 岁时，全家住在北卡罗来纳州，"一场大爆炸"终于引发了。埃里卡向吉尔坦白了她和特蕾西已经对她撒谎很多年，她们做了她不让做的事情，而她让她们做的事情却没有做。"我们告诉她，'我们不想再这样生活下去。我们不要再像现在这样生活。'"然后她们离开家，住在学校朋友的家里。吉尔崩溃了。她知道如果她们背叛她，她就无法拥有她们。但是，她病得太厉害了，以至于不能真正理解自己对她们做了些什么。

那时已 19 岁的埃里卡没有再回来。她和特蕾西租了一个公寓。但是，过了一段时间，特蕾西回家了。"我想她。我爱她。我为她感到难过。我知道她在受伤。"

回家自然引发了一场声势浩大的房屋"酒精消毒运动"；因为特蕾西现在严重被"污染"了。吉尔记得，"最后我以消毒猫作为结束。"特蕾西说，"我们甚至说到书，一页一页，还有相册。我在学校的获奖证书被酒精擦拭得模糊不清，只得扔掉。这简直是杀了我。我恨死姐姐了，是她怂恿我告诉妈妈这些，她毁了一切而现在我不得不回来收拾残局。"郁闷而沮丧的吉尔，幻想着到佛罗里达能过上好一些的生活。她决定开车到南部看一看。但是，在行动之前，她们的物品必须用酒精浸透后才能收藏起来。

当时正值春假，特蕾西计划在妈妈去佛罗里达的时候去阿拉巴马州的蒙哥马利拜访以前学校的一个朋友，但是她知道蒙哥马利对吉尔来说，是"绝对肮脏的地方"。所以，她撒谎了。她告诉妈妈她要去佐治亚州的撒弯那拜访另一个朋友。她们约好在佛罗里达州会合。但是，吉尔起了疑心，在去佛罗里达的路上，她打电话给特蕾西的朋友。最坏的担心被证实了：特蕾西去了阿拉巴马州的蒙哥马利。"我再次感到背叛，她们那样撒谎让我的心都碎了，可是我对自己的疾病仍然困惑不解。"特蕾西现在被"污染"了；她们不能在一起生活。特蕾西说，"她甚至不能在电话里和埃里卡或我说话。"

最终，吉尔和特蕾西总算想出了一个办法，她们在特蕾西就读的大学——加州大学洛杉矶分校附近共用一个公寓。多年来，埃里卡和吉尔关系很疏远。埃里卡感到原谅妈妈很困难。她们住在美国的不同地区，在过去的 5 年中只见过一次面，但是，她们在电话里交谈。吉尔理解，"她对过去仍充满敌意。但是，情况得到一些补救。她不再抱怨我使得她与家人隔绝了。对我的疾病的理解让很多压力得到了释放。她已经原谅了我，她知道那是疾病惹的祸，不是我。"

尽管吉尔和特蕾西还没有完全解决她们之间的冲突，但是，她们一直在努力中。当吉尔的强迫观念影响到她，特蕾西就会很生气——"我不想成为一个怪物"。在内心深处，特蕾西有点害怕自己可能也有一点强迫症的倾向。特蕾西自己在应对死亡和濒死方面有一些小问题，而且她对吃的东西过分挑剔。

吉尔将从我这里和我们这个强迫症支持小组的其他组员那里学来的强

迫症疾病和治疗的知识，与女儿特蕾西分享。她现在定期参加小组治疗。最近，得到一张交通罚单的吉尔参加了家庭驾校的学习计划。其间出现了一个问题：她无法触摸手册，还是因为那条老问题——对官方文件的强迫污染观念，这最早出现在离婚时（以前，当埃里卡到了 16 岁想要拿驾照的时候，她不得不一连等上了 3 年，因为妈妈吉尔无法走进机动车管理部门，它坐落在一个官方的建筑里头）。所以，特蕾西帮她翻着页。但是在最后，她告诉妈妈说，"好，你要签字。"吉尔照做了。特蕾西说："既然你已经在上面签了字，你想不想再进一步来摸摸它？"看到后者紧张不安、战战兢兢的样子，特蕾西想了一分钟后对她的妈妈说："我想如果你能摸摸它那真的很酷。你会得到一个大大的金色星星。"这不容易，但是吉尔伸出手来摸了摸手册。"突然，"吉尔说，"我的手和胳膊全是红点，手指之间发痒，但是我知道我想摸。我必须这样做——为了我的行为治疗。"

如今，吉尔的强迫观念和冲动都得到了很大的控制。她不再"酒精"她的房子。她母亲前两年的去世引发了一次退步——她的家庭成员，本来已经失掉了污染性，突然之间又成能污染的了。

吉尔正在努力克服那个问题，每天都练习行为治疗。"你知道，"她说，"我总是有真正强大的生存本能。"

布莱恩和他的妻子

在他们 14 年的婚姻生活中，萨拉和布莱恩一起分担了他的强迫症、对电瓶水的病态恐惧以及为了避免被电瓶水污染而去擦拭公共街道的强迫需求。

谈到她的丈夫，他的疾病以及强迫症如何严重地破坏他们的婚姻，萨拉毫不忌讳地说："强迫症毁掉了我的生活。它偷走你的丈夫，偷走你的爱人、你的同伴、你的朋友。它偷走你的时间、金钱和精力。它拿走一切却什么都不回报，而且它从不说'谢谢'。"

萨拉和布莱恩是在他们一起工作的办公室认识的，相识6年后结了婚。在那么长的时间里，她从未见过他有患病的任何迹象。但是，在他们刚刚结婚几个月时，她就注意到他有一些小的古怪行为——"他让我不要在某些地方行走，不要开车去某些地方，不要穿某些鞋子。"但是她说服自己相信这些只不过是他的一些小怪癖。

当然，还有他洗澡要花很长时间，但是，再一次她"把它归结于他只是非常爱整洁"。

后来在他们结婚大约1年的时候，有一次在工作中电瓶泄漏了，她记得"他就像导弹一样射出去"，他不得不入院治疗。通往地狱的大门就此为他们俩打开。

整晚整晚，布莱恩躺在床上听警报声，那会告诉他附近哪里发生了事故。他总是处于警戒状态，时刻准备着抄起桶和小苏打开车前往出事地点擦拭。

萨拉说，有时候正说着半句话的时候他听到警报声，他会马上跳起来消失5个小时，惊慌之中他甚至忘了关前门。

整个家——包括前面婚姻带来的他的儿子和她的儿子——都在被强迫症撕扯着。"我的孩子们不知道发生了什么，"布莱恩说，"他们知道的就是爸爸对电瓶和电瓶水害怕得要死，以及我不适合去公众场合。我的意思是，那简直是糟透了，糟透了。如果我的妻子能毫不愧疚地离开我，她早就这么做了。我什么也做不了，我只想钻到地洞里去。"

当然，男孩子们不能让朋友们来玩，因为布莱恩无法控制那些朋友开车去过哪里和将要去哪儿。一次，他们从学校回来对萨拉透露说："天啊，今天我们做了化学实验，弄得到处都是硫酸。"那是不能让布莱恩知道的秘密，因为他们知道将会被父亲当场抓住从头擦到脚。回顾过去，布莱恩说："我的儿子真的很渴望参加海军陆战队。我想他只是想从我的身边离开，远离这些麻烦。"

当布莱恩的强迫症进一步发展时，他没法工作了。"我真的成了一个完全没有希望的人。我感到全身都是酸而我无法变得干净。它在我的卧室里，它在墙上。一天，我妻子的一个朋友来访，我得知他刚刚驶过的街道发生了一起交通事故。现在它就在他的轮胎上。整个晚上的时间我都趴在地上用小苏打和水清洗地毯。然后我还在市场上租了个吸尘器之类的东西，继续清洁、清洁。"

布莱恩说："事态演变到了完全过界的地步。"他整晚都在擦拭街道，每天早晨筋疲力尽地醒过来，然后又开始循环往复。

他是不是疯了？她也疯了不成？这个时候的萨拉是如此困惑，以至于她都不能确定了。

有一些晚上，他会一口气待在电视前看完晚间节目后，再接着看几个小时的夜间节目，希望能多少推迟黎明的到来，这意味着充斥着恐惧和擦拭工作的一天的到来。

他寻求精神病学的帮助，却被给出了一长串错误的诊断，其中包括精神分裂症。在一家精神病院 30 天的治疗没有带来什么好处，另外一家两周的治疗也没有什么帮助。对于他到底出了什么问题，"没有人知道是怎么回事。"布莱恩说。他们的办法看起来总是"开一大堆药让我睡觉"。

布莱恩对于 1985 年的前 5 个月发生过什么几乎完全不记得了。"萨拉后来告诉我，我们认识的一个人在那个时候去世了，而我躺在床上，昏昏沉沉什么也不知道。我经历了极度的抑郁，会神志不清地鬼哭狼嚎，在内心里已经疯狂失控了。"

后来有个晚上他们碰巧看到一个电视节目，正在播放强迫症患者的特辑。萨拉回忆道："我感到如释重负，这个东西终于有了名字。"布莱恩说："魔咒解除了。"他现在知道自己患的是什么疾病。特辑提到了加州大学洛杉矶分校的强迫症门诊病人的项目，然后布莱恩打电话过来。当他找到我时，他终于放心了，以至于控制不住哭了出来。

布莱恩患的是典型的重度强迫症。他治疗的进展忽快忽慢，而这取决于他是否坚持服用药物、练习行为治疗的四步骤法以及参加强迫症的小组治疗。

如果他很努力，就能把他的症状控制住，但是他没有学会最重要的一课：只有持续的警惕才能战胜强迫症。做到这点之前，他还得忍受强迫症的后果，萨拉也不得不与他一道受罪。当他的强迫症真的很糟糕的时候，萨拉说，它走到了极端。"他用纸巾和三明治口袋去开门。我们也不能去教堂，因为那里的一个人开着一家电瓶公司。"而只要布莱恩按规定剂量服用帕罗西汀，他就能够抵抗抑郁和自杀的倾向。

当她感到能够面对后果时——这几乎不可避免地包含了愤怒的暴发——萨拉试着强制他面对现实，承认是强迫症而不是电瓶水在烦扰他。有时候他会这样做，有时候则不会。大多数时候他并不能面对现实。她说："强迫症是坐在墙角的巨型怪物。他正在生吞活剥我们，但是，我们却未能予以留意。"

酸的问题本身已足以让生活变得很艰难。萨拉说："他以避免酸污染的名义损害的东西之多，即使我们每天直接将酸喷洒到物件上也比不上。"他们的车道和草坪已经被小苏打和氨水淹没。他甚至清洁灌木丛。水池被氨水腐蚀得凹陷下去，萨拉说她预料到总有一天管道会散架、解体。

"我们每月花在小苏打和氨水的钱有三四百元。看到这样的浪费真叫人痛心。它毁了我们的衣服、鞋子和地毯。"布莱恩观察她走过的地方，然后有可能决定把她的鞋从柜子里拿出来清洁。她最喜欢的一双蓝色小山羊皮鞋在被他浸泡过氨水后变成了令人恶心的绿色。

他们再也经不起这样浪费钱财了。他是一家汽车代理公司的合伙人，这家代理公司由于过度扩张、经济衰退和 20 世纪 90 年代早期高速公路的重新规划而沦为牺牲品。财务灾难让他破了产。因为他的强迫症，他后来的工作表现很不稳定。他目前的销售工作需要经常开车在外，但是如果他发现他必须经过的道路可能被酸洒过，他就无法按时和客户会面。

尽管经济方面很紧张，布莱恩还是感到被驱使着去买他不需要的东西。他的衣橱里塞满了从未穿过的西装和领带。"他不想让它们被污染。"萨拉解释说。一次，她去一家百货公司给他买生日礼物，由于拿不准买什么，于是她问售货员有什么主意。当售货员建议买领带时，萨拉很快就挑选了其他东西。收款时，售货员注意到了信用卡的名字，立刻反应说："噢，他确实不需要一条领带。"她认出他就是那位不停地买领带的男士。

布莱恩购买双份的锤子以及其他工具，他曾经不得不要租一个仓库来储藏所收集的东西。萨拉评论说："他浪费在这个疾病上的钱都能够送儿子上大学了。"

他会不停地买，然后被深深的内疚感吞噬。因为他患有强迫症，他会推断，他又必须否认自己的每一件事情。"每一件，"萨拉说，"洗发水、发型……然后他又会以否认自己的相同程度来奖励自己。"大肆购买，然后，省吃俭用的循环一直重复下去。

但是更大的代价是家庭的情感问题。"如果你脖子以下的部分生病了，每个人都会帮助你。"萨拉说，"如果你是脖子以上的部分病了，这就是一种羞耻。一个女人如果守在病入膏肓的丈夫身边，那么她是一个圣徒。但是，我却被告知肯定是'失去理智'才和布莱恩在一起。我问人们，'如果他得了脑膜炎或心脏病，我就不对他这么好了吗？'"

许多次，愤怒、沮丧的她想到要离开。"事实上，我真的曾经走进车里一直开到油箱燃尽，却不知道自己要去哪里。最后，我停下车想知道，'我在哪里？'"

"我已经告诉他我想离婚。此时，他开始大量服药、看医生并且去参加小组治疗。"但是，只维持到婚姻危机平息的时候。

她为何留下来有许多原因：她56岁了，而这是她的第三次婚姻，她的第一任丈夫精神分裂，第二任丈夫是个酒鬼。这关乎承诺。"他很需要我，"她说，"即使不稳定，但如果是持续的，也变得安全。"

她知道，当他是他自己的时候，他是一个善良、可爱和迷人的男人——那才是她嫁的男人，那是在他被疾病彻底压倒、不能考虑其他而只能顾及自己需求以前本来的样子。

萨拉痛恨自己在婚姻中被迫扮演的角色。"我成了妈妈、看门狗、批评家。我追逐、唠叨、试图控制、哭泣、不得不放弃，然后什么也没留下，只有冷漠和难过。这是多么大的浪费——对于他、我、时间、金钱和每一件事而言。"

最多的是那可怕的孤独。"大部分时间我都孤独一人，不管布莱恩在或是不在。他不再想到我，他总是在忙于自己的思想，总是在想电瓶水。我从未经历过像这样的孤独，甚至离婚都没有这么孤独。"

大多数时候，她是"具有污染性的"，所以，他们之间就不必谈躯体的亲密接触了。"他甚至不碰任何我碰过的东西或使用一条毛巾或一个杯子。"她在一家汽车代理公司工作，这个情况让问题变得更复杂。在布莱恩的头脑中，这只意味着一件事：电瓶水。

有时候，她伸出手臂去拥抱他，就会看到"赤裸裸的惊恐"浮现在他的脸上。或者她挽起他的胳膊，那么他就会"缩回去"。随着时间的推移，她学会了压抑自己的情感，不再主动表现出任何关爱的情感，以免遭到回绝。"我不再是个平等的人，不再是个女性，不再是个爱的对象。"

"没有任何疾病像强迫症一样将你隔绝，"萨拉说，"它让你的家庭和朋友远离你。你不能计划任何聚会或节日。它控制你开车、散步、逛街以及看电影的地方，你生活的每一个方面。没有什么是它鞭长莫及的。"

她笑着说："如果不是因为我的幽默感，我早就干掉自己或他了。"

当他的情况真的很糟糕时——他在药物和行为治疗松懈时——她担心他会自杀。"我不想下班回家，"她说，"心里想着他是不是在车库里上吊了。"

有时候萨拉尽力保持自己的心智健康。她会坐在那里背诵乘法口诀，只是为了关注一些他疾病以外的东西。有3年的时间，她在进行治疗。她报复性地培养起各种爱好——"我忙于各种手工活，几乎累死了。"

但是她真正的力量来自"深层的、顺从的信念"，混合着她与酒鬼生活在一起学会的应对技巧。"我会在内心重新体验美好的时光并一再调动它们"来度过困难的时刻。

然而，她不得不用药物来控制她的心悸。她还有过度饮食的问题："我还没有理解到，食物其实不能医治任何东西。"一次趁布莱恩外出的时候，萨拉从一间她十分喜爱的意大利餐馆定了几斤的意大利面，他们平日可不能去那里，因为它是"污染的"。她按计划把它们全吃光了。

几年前，萨拉和布莱恩决定带他们的儿子去夏威夷。"我梦想的假期，"布莱恩说，"我想我们会度过一个美好的时光。"第二天，他们决定去参加出海浮潜活动。船主要求每个人上船之前脱掉鞋子。布莱恩打开一个储物柜把鞋放进去。当他看到那个储物柜里存有电池时，整个人僵住了。

从那一刻起，萨拉说："我们自己拥有的每一样东西以及我们买的每一样东西都是被污染的。它毁了整个假期。"

"在那儿的整整四五天，我简直就是生活在地狱里，"布莱恩回忆说，"下船的时候，我甚至没有穿我的鞋。我把它们留在那儿。但是，我不可能去清洁孩子们穿着网球鞋到处走过的地方，我也不能把他们的鞋扒下来换上新的。"

长期以来，萨拉一直很支持布莱恩。在他最绝望的时候，他考虑去做脑部手术，但是，她打消了他的念头。他向加州大学洛杉矶分校寻求帮助的时候，她已经向一位律师咨询离婚的事宜。布莱恩说："我恳请她这么做。我说，'亲爱的，我看不到我有任何好转的希望，而我不能让你的后半生一直忍受这个。出去找别人吧。让我们把这件事了结。'"

她没有。为了一件事：她不认为他一个人能行。她常常想他会要了自己的命。布莱恩记得，"我买了一本关于450种自杀方法的书。我学习如何割腕以及所有其他各种各样的自杀方法。我从未试过，但是，天哪，我确实企图想过要这样做。我记得我告诉加州大学洛杉矶分校的一位医生，'你知道我有多糟糕吗？我难受得想与任何一位住在癌症病房的病人交换位置。'"

萨拉谈及她的疲惫，她的孤独。有时与他的强迫症抗争得实在太累，她就屈服了，尽管她知道这样不能帮助他好起来。

她说："我试着不对他的疾病屈服，不相互依赖，不成为一个帮凶。但是，那时候整个家就会陷入真正的战争当中，没有和平。所以，如果他觉得某条街道上有酸，我就答应他不开车路过那里，这样他的心理就平静了。我在打擦边球，努力保持一切平和。"当她感到有足够的力量时，她推动他解决问题，让他面对疾病。他会回去做行为治疗，服用药物。然后，情况明显好转。

萨拉说，最坏的事情在于，"他独自面对困境，我也是。"他很少诚实地面对干扰自己的问题——不是电瓶水，而是强迫症——但是那些时候她感到非常欣慰。大多数时候，"这头野兽将我们两个人生吞活剥了，而我们却都假装着它没有碰任何人。"

她渴望布莱恩能对自己说，"你留下来和我在一起真的太好了，"但是他从未说过。她不认为他理解他让她遭受的这一切。毕竟，他是那个夜里爬起来擦拭街道的人，而不是她。她的朋友跟她说，"你要去检查一下你的脑袋"，但是每当想到"如果没有我他和他的生活会是什么样"的时候，她就无法忍受，所以她留下来。

由于他知道到哪里去寻求帮助，所以她希望迟早有一天他会下决心战胜他的疾病，因为他必须如此——为了他自己和他们。同时，她说："他在浪费他的生命，而我看着他浪费也是在浪费我的生命。我希望他回来和我在一起。我想让我们一起在其中。我肯定他很孤独，我也是。"

很难理解的一点是，尽管对于包括他自己在内的所有人都十分清楚，一旦他服从治疗时，会表现出连续和显著的改善，他仍拖延着不愿意配合药物和行为治疗。从传统精神分析的角度来看，很明显的是，他对于好转存在着"情感上的冲突"。但是，要探究其根源仍非易事。从病情缓解的时间有所增长来看，他对治疗计划的配合还算有点希望，然而，情况还是太不连续和稳定了。

这个故事的寓意在于，并不是每个人都会同样迫切地利用机会来改善自己。有些人看起来更愿意固守他们的苦难，而不愿意去做其他事情。我们希望布莱恩最终能理清自己并继续药物—行为联合疗法，这个疗法已经证明对他有效。

乔尔和他的父母

　　卡罗尔和史蒂文两个人都是大学研究员。最初的时候，他们对 14 岁的儿子乔尔的一项新的兴趣——从各个城市订购报纸的兴趣持迁就的态度。

　　他们不知道乔尔对这些报纸的学术内容其实毫无兴趣。事实上，他甚至从来没有阅读过它们。他是在囤积，他的房间里堆满了一打打的报纸。"那可真的是重大火灾隐患。"乔尔说。

　　卡罗尔记得，"如果你走进他的房间，强烈、刺鼻的气味扑面而来。然后，你会突然意识到是印刷品。"卡罗尔和史蒂文按照一般逻辑处理这件事：他们拿走报纸——那时已有几千斤的报纸——放到院子里，要求乔尔整理出他希望保留的部分。他开始挑选，但到后来，她说："他简直崩溃了，他没法做到。"尽管他从来没有读过这些报纸，他还是强迫性地认为他"必须保存这些信息"。很长时间，乔尔把他的"收集"合理化为有意义的事情。

　　他的父母觉得有些古怪。他们不知道实际上这种强迫症早期的囤积行为，日后会发展到完全失去控制的地步。卡罗尔说："很快，我们开始发现旧的食品盒散布在房子的各个角落，到处可见。一开始，史蒂文想，'好的，他正在收藏东西，'于是他允许他每种保留一个样品。"但是，不久以后，乔尔在小巷里搜寻，打量别人家的垃圾箱寻找食品包装纸。之后，他又开始囤积垃圾邮件。卡罗尔不得不一收到垃圾邮件就带到学校去，然后在那里处理掉。

　　显然，卡罗尔和史蒂文开始注意到了儿子的异常行为，然而，他们对可能发生在他头脑里的事情仍感到十分困惑。回顾过去，他们回忆起前几年前的一段插曲，当时看起来似乎是无害的：乔尔突然之间对制作录像带发生了兴趣，但是他的兴趣不是正常年轻人的实验。他很快就强迫性地、不分青红皂白地录像；录像机整天都开着。当然，他从来没有播放过这些带子。录像本身成为消磨生活的活动。

乔尔把他的囤积解释为循环利用物品，但是，卡罗尔注意到，"什么东西也没有被再利用。"它们只是被藏匿起来了。

让他们如释重负的是，囤积的强迫行为最终开始消减。乔尔没有把房间里成堆的垃圾扔掉——他病得太厉害以至于无法处理——但是他停止继续往家里拿回更多的垃圾了。卡罗尔和史蒂文推测，"啊，可能这只是青春期的问题。"他们咨询了一位精神病学家，他暗示成长的压力和愤怒可以让年轻人做出各种稀奇古怪的事情。

接下来的几年生活似乎很平静，然后，在乔尔 16 岁生日的那天，当卡罗尔和史蒂文带他去他最喜爱的餐厅吃晚饭时，乔尔却无法下咽。他们要求换座位，思忖着那样也许有帮助。但是，乔尔只是勉强吃了几勺。乔尔解释说，他已经考虑了一段时间想成为有机素食主义者，现在突然间，他对食物感到厌烦和恶心。像很多年轻人一样，他对环保问题的兴趣和关注使得他不愿意看到动物被杀死而成为盘中餐。卡罗尔和史蒂文理解；当然也不反对；而且事实上，努力在他们的生活中尽可能现实地配合他新的饮食偏好。在这个阶段，乔尔还喝牛奶。如果别人已经准备好了，他偶尔也会吃点肉食。

然而很快，乔尔开始出现对东西"不洁"的极度担忧。他开始反复洗手，用去大量的水，长时间地洗澡。卡罗尔和史蒂文开始怀疑在乔尔愈加严格的饮食习惯背后，不仅仅是社会生态意识的问题。后来，他们明白他已经开始将"非有机"等同于"不洁"。他花费大量的时间在健康食品商店挑选蔬菜。他曾经买回家一些蔬菜，然后不得不洗上 4 小时，即使绿色蔬菜已经被洗得软塌塌、水淋淋，他还是不能让自己相信它们已达到食用的卫生标准。史蒂文记得，"不只是素食主义，这尚且可以理解，但每分钟对每个可能的污染进行检查，那可是漫长而折磨人的程序。"乔尔正处在身体发育迅猛的时期，相对于他的身高，他太瘦了，他的父母开始担心他变得营养不良。

大概在这个时候，强迫洗涤失去了控制。过去他总是绝对准时，现在乔尔却不能按时上学。史蒂文回忆道，"无论他什么时候离开家，他都必须不断增加洗涤的时间，越来越长，越来越紧张，除了说必须如此他无从解释。我不知道该做些什么。显然，吼叫于事无补，那只能让他更焦虑，也许更糟糕。有一两次我想，'好，把主阀门关掉，切断水源也许能把他唤醒。'结果却使乔尔变得惊慌失措。到最后，什么也没能解救，而情形只是变得更糟了，因为他不洗澡就没法出门，简直陷入了恶性循环。终于，我意识到，这样做显然没有任何帮助。不仅如此，我这样做动不动还会损坏管道。你知道，如果你不停地开关主阀门，那就麻烦大了。因此，我只好放弃这么做。"

现在，卡罗尔和史蒂文虽然不知道到底什么力量在操控他们的儿子，却领教到这股力量的威力远远超过他们的力量。

每个人的生活都急转直下。因为乔尔无法使用别人可能用过的毛巾擦手，他只好将水甩到地上来弄干手。他把浴缸的水放到很满，洗澡的时候，水溢得满地都是。卡罗尔和史蒂文都在湿滑的地板上摔倒过。他们不得不购买大型商用拖把来应对家里的"洪水"。乔尔的双手变得又红又粗糙。回顾过去，他们用"持久战"来描述那个时期家里的生活状态。乔尔不能精确地指出"污染"所在。严格地说，并不是对细菌的恐惧，而是一种感觉，就像"墨水洒落到各处。一个东西会碰到另一个东西，另一个东西又碰到下一个"。

坐下来吃饭之前，他不得不跳起来一而再、再而三地清洗盘子和餐具。卡罗尔和史蒂文清空碗橱，重新粉刷了内壁，然后把所有的盘子都用洗碗机清洗之后再放回碗橱里。然而这些努力最终被证明都是徒劳的，因为乔尔仍无法相信这些东西是干净的。

很快地，他开始回避上厕所，这样他就可以避免在此之后的洗手问题。在学校里，他记得，"我根本就不去厕所，因为我不想让别人看见我没完没了地洗手。当然，他们一定能猜到我有些问题，因为我经常迟到10分钟、20分钟或30分钟，而我的手被肥皂洗得发白。"

到这个时候，乔尔也开始强迫地洗衣服。卡罗尔说："他会花七八个小时洗衣服，然后清洗烘干机，再把衣服放进去。"他不再信任她能彻底地洗净他的衣物。当他把衣服一件件从烘干机里拿出来后（用一只手），他会伸直胳膊远远地拎着衣服冲到楼上他的房间，就好像它马上要爆炸一样，途中不能碰任何东西。南加州实施用水配额制度，家里已经超出额度并受到了处罚。史蒂文安装了节水龙头和淋浴喷头，但无济于事。乔尔在生病之前非常关心干旱的问题，但现在长时间地让水白白流走。卡罗尔和史蒂文会拿霍华德·休斯开些玩笑，但是完全没用。乔尔用了一打又一打的毛巾和大量的非动物油脂香皂。卡罗尔说："我们开始整天担心他们会给我们家停水。"绝望中，史蒂文给洗衣机配上了锁。但乔尔砸开它。有时候他会在洗衣机旁徘徊，无法克制地反复开关数小时。有一次，失去耐心的史蒂文揍了他，希望把他打回现实。但在内心深处，他知道这也没有帮助。史蒂文试图把乔尔在洗澡时铺在地上的毛巾拿走用来蘸吸浴缸溢出来的水，结果是，陷入恐慌的乔尔撞翻了桌子和椅子。

乔尔看过一个精神科医生，他告诉卡罗尔和史蒂文说，如果情况完全失控，他们可能不得不叫警察。他们觉得情况已经到了这种急迫的地步，于是就拨打了报警电话。乔尔的反应是殴打卡罗尔，试图把电话从墙上拔掉，然后跑出门外。在警察来之前他已经消失了。

很清楚，危机已经暴发。到这时候，乔尔反复洗手后就不能再碰任何东西。他用膝盖更换电视频道，而且试图"跪着"走出家门去上学。尽管他曾经大量收藏报纸，但现在却不能阅读它们，因为他无法忍受手上沾上油墨。

乔尔放弃了包括"业余无线电和园艺"在内的所有爱好，只是专注于他的强迫行为。可笑的是，当他竭尽全力保持自身和食物清洁的时候，他的房间却成了灾区，因为他不能碰任何"脏"东西。整摞整摞的报纸堆在后院，从来没碰过，但是如果有人建议扔掉它们，乔尔会惊恐地大叫。他很少对别人笑或与父母交流，除非是用挑衅对抗的方式。他已经感到自己正在失去对生活的掌控——过去曾是一名尖子生的他，现在总完不成课业，而且还频繁地哭泣，在沮丧挫败中绞拧自己的双手。他是一名高中生，可他对学习技术几乎没有什么兴趣，也没有申请大学，他把整天整天的时间都花在洗衣和洗澡上。

乔尔对食物的恐惧更剧烈了。他还能喝牛奶，但仅限于一种品牌。强迫洗澡使得他无暇吃早餐和午餐。他坚持自己烹饪素食晚餐，这可是一个漫长而烦琐的过程，因为尽管他反复地清洗双手，却只能用一只手来接触。且由于他没法把绿色蔬菜洗得足够干净，沙拉已经被从菜单上剔除了。他的皮肤变得越来越容易过敏，但是，当卡罗尔和史蒂文试图治疗他不停清洗的问题而拒绝给他买更多的特殊香皂时，他开始用洗发水。越来越多的时间他站在那里，弯着双臂，双手紧握，什么都不做以避免碰到任何东西。他曾经喜欢骑车去健康食品店，现在却要别人开车带他去。有这么一次，当卡罗尔和史蒂文回到家时，他们发现站在黑暗中的乔尔，紧握着双手，自己没法去开灯。此外，他的鞋脏得丢脸，可是他拒绝买新鞋，那是因为在他看来，新鞋不但硬、脏，而且要想穿上它们，必须先通过接触，而不是直接踩在鞋上将脚挤进去就行。

卡罗尔和史蒂文试图让乔尔谈谈自己的焦虑，但是他要么保持沉默，要么改变话题，只有无关痛痒的日常对话还有可能。

不可避免地，所有这些混乱开始反映在成绩的直线下降中。尽管乔尔曾经非常认真仔细，但现在他的报告和论文都是最后一分钟在电脑里拼凑出来，很少有思想的火花和事实的发现（他尚可以碰他的键盘和鼠标）。极少数的情况，他能集中足够的注意力去考试。幸运的是，在他被强迫症击倒之前，他申请过加利福尼亚大学的几个学院，并且收到几家学院的接收函。卡罗尔和史蒂文敦促他阅读文献，想着这可能会帮助他提升自我，但他兴趣索然。最终，象征性地拜访过几个学院后，他比较冷淡地决定了去圣地亚哥学院。他黯淡无光的高中成绩让他的父母担心加州大学圣地亚哥学院会收回接收函；或者在最后一分钟，乔尔会决定就留在家里什么也不做。

作为一个家庭，卡罗尔、史蒂文和乔尔很少坐下来一起吃顿饭。这实在太伤脑筋。如果父母中的任何一个当着乔尔的面准备食物，为了东西是否干净通常都会有长时间的争吵。卡罗尔和史蒂文开始形容他的偏激已经到了"分子级"的地步——如果有任何污染的可能性，无论多小或多么无中生有，那么整个东西都是不干净的，也不能用。任何偶然碰到过地板或被卡罗尔、史蒂文碰过的衣服，乔尔都不能穿。他的强迫洗涤进一步升级了。排水管开始有渗漏，史蒂文只好在下面摆上水桶、定期清理。盥洗池因为总是被乔尔用水泼来清洁，紧挨其后的墙壁长期被浸在水里。上百张皱皱的纸巾到处散落着。卡罗尔和史蒂文在自己的家中成了人质。"我们发现自己必须在不惊扰他的情况下仓促吃饭。他不能忍受我们在家里靠近他。"乔尔不停地抱怨"房子脏"。事实上，正是他到处扔东西使得家里变成这样。

乔尔的饮食强迫越来越严重。因为所有一切都是不洁的——包括他的父母——他不能吃他们煮的任何东西。而且也不用他们的盘子和餐具，他开始靠外卖包装好的有机素食餐和瓶装的有机饮料维持生活。到这个时候，他已不能用电话或开门。看电影成了他唯一的消遣。他坐公共汽车去电影院，带着自己特制的快餐。

家里时不时就有大爆发。乔尔沮丧而且易怒。一方面，他有一般青少年与父母的爱恨交织的关系；另一方面，他又以可笑的方式非同寻常地依赖他们——例如，他不得不依靠父母来开门。长时间的强迫行为加上完全失衡的食谱使他的身体疲惫不堪。他不再睡在床上，而是在椅子上蜷缩着、疲惫地睡去。后来，当他的强迫仪式变得实在太痛苦的时候，他开始在睡袋里睡觉，这样可以避免第二天醒来后的洗澡和更衣。

事态变得愈加严重，他产生了新的强迫思想，他想象房子的某些地方长了臭虫。史蒂文不得不给他买成包的一次性塑料手套，因为现在甚至他的电脑有时都被"污染"了。但是，乔尔仍抱怨手套不够长，或者是臭虫"微粒"莫名其妙地钻进他的手套。

他高中的班级要去欧洲，但是乔尔不感兴趣，高中的最后一年，他几乎是苟延残喘着艰难度过的。

就在乔尔完全失去功能之前——那时他还能外出，曾在校园书店里碰巧看到朱迪恩·雷彼特的《不能停止清洗的男孩》（*The Boy Who Couldn't Stop Washing*），他急切地浏览一番。差不多在同时，卡罗尔无意中也发现了这本书并带回家几本。她和史蒂文如饥似渴地将全书从头看到尾，而乔尔却不能——他不能拿任何他们碰过的东西。现在他们三个人都明白乔尔得了什么病。在若干次的咨询之后，卡罗尔和史蒂文总算让他与在加州大学洛杉矶分校的我取得了联系。"那一次，"史蒂文说，"我们第一次对情况有了全面的了解。那是理解的第一步。"

乔尔开始明白是脑部化学物质的不平衡引发了疾病，但是他的身体储备太少了，以致他几乎无法与症状抗衡。到这时候，他已经终日被困在家里了。一方面，他不洗澡就没法出门；另一方面他又没有毅力去面对 8 或 10 小时洗澡的严酷折磨。一个周六的早晨，乔尔叫醒史蒂文，他哽咽着解释说，昨夜他遗精了，现在必须洗澡。史蒂文表示同意，并向他建议了一些可能会缩短洗澡时间的快捷办法，结果却毫无作用。那次，乔尔洗了 7 小时。

乔尔不停地洗手，可洗完后却无法让自己冒着双手变脏的危险关掉水龙头。一天，卡罗尔和史蒂文回家发现水龙头开着流了一整天。有时，乔尔会在夜里把他们叫醒，恳求他们中的一个去关水龙头。

他不再喝自来水，只喝瓶装水。越来越紧急、越来越频繁地，他要求父母专程去给他买食品、饮料或是其他没被污染的补给品。他们拒绝或是推迟满足乔尔的许多请求，一再提醒他说，在其种种不合理的需求之前，他们的能力是有限的。

洗澡的仪式变得如此痛苦不堪，他干脆只能停止洗澡了。在乔尔的心目中，洗澡，就好像是徒步"横跨无边的沙漠"。"有一次，"史蒂文回忆道，"他足足花了 21 天来积攒去洗个澡的勇气。只是因为这样，我们才能带他去医院。"一直以来，乔尔坚决反对药物治疗。因为药物可能是污染的。每个人，包括乔尔都逐渐意识到住院治疗是他唯一的希望，他失去了所有功能，正如他自己所说的，他被"冻结了"。

洗个澡就像是座里程碑。史蒂文说："当你的强迫症很厉害时，做这件事真的需要很大的勇气。我们很容易对某个人说，'来吧，为什么你不先洗个澡再离开这里？'但是，乔尔洗起澡来是很恐怖的，简直是非常恐怖。他告诉我们他如何进去然后开始洗，但是有一些才刚洗过的地方溅上了水，他就不得不重新洗。由于热蒸汽，他在洗澡时甚至到了几乎昏死的地步。当然，他的皮肤后来变得很粗糙。实际上，在他住院的时候，双手、小臂等肘部以下的表层皮肤已经基本没有了。"

乔尔在医院住了10周，用完了家庭医疗保险中"精神障碍"疾病的期限。尽管还不满18岁，因为他已上完高中，所以被安置在成人病房。这对他很重要，因为这意味着他可以成为我的治疗小组中的一员了。在医院，每件事都加以监控，包括病人洗澡的时间。史蒂文说："他们有一个健壮的大个子护工会把超时洗澡的人赤裸着拖出来。他们必须那么做。"治疗包括暴露—反应—阻止练习，在那里，乔尔必须去接触"污染"物，如浴室的门把手等。

数周后，乔尔有了一些微小的进步，然后达到了一个平台期，之后又取得一系列小的进步。这期间，他鼓起勇气尝试药物治疗，这有助于他释放焦虑。然而，在医院里的他仍感到危机四伏：陌生人可能会碰他的衣服，他会要求父母说："拿走它。我没法处理。"他不停地要求卡罗尔和史蒂文给他带全新的衣服，然后扔掉旧的。他们知道永远无法满足他的要求，因为新的衣服必须用"无污染"的包装带进来。他们也知道如此下去，最终必将会成天忙于赶往医院送衣服；也负担不起去更换所有被工作人员洗过就不能穿的衣服。事实上，他们考虑给他一个最后通牒：要么穿现有的衣服，要么穿医院的病号服。同时，他们也清楚，对高度焦虑的乔尔来说，这种做法会让他难过和羞耻。最终，他们达成协议，每次探访时带一套"干净"的衣服。他们会严密地封好，然后交给工作人员直接转给乔尔。看起来，这方法还算奏效。

快满10个星期的时候，乔尔的情况有了一个飞跃性的好转。回家后，他下决心不再退回到原来的状态。他开始坚持参加加州大学洛杉矶分校的强迫症门诊病人计划及每周的强迫症小组治疗。尽管仍有多种焦虑，但是他能够控制他的强迫仪式行为。当他发现自己开始产生关于污染的想法时，他会强制自己重新聚焦在其他的事情上。家庭的梦魇终于成为过去。在门诊进行了大概 6 个月的行为治疗后，99% 的强迫清洗消失了。乔尔现在已能够在加州大学洛杉矶分校登记入学，尽管他仍在与注意力的问题做斗争。

卡罗尔说，真正的转折，是有一天乔尔说了这样的话，"我已经决定了，我不可能比其他人更好。我不想成为比其他人更整洁的人。"当他完成最困难的一件事——触摸厕所的冲水器时，她知道他没事了。史蒂文说："乔尔非常幸运，他及时遇到了合适的人，获得了恰当的帮助。如果他没有尽早参加一个适当的治疗计划——在他被确诊为强迫症不到一年的时间内——他的病可能会继续发作许多年。"当然，他的父母寻求合适的帮助并在他进行行为治疗的时候坚定地提供支持，也起到了至关重要的作用。

卡罗尔和史蒂文对任何倒退的迹象保持警觉，一旦发现，他们马上会与之针锋相对，比如说，在他琢磨自己是否在用"正确"的方法洗东西时。他通常已能够向父母保证一切都在掌控中。他现在能够很有效地重新确认和积极地重新评价。作为一种选择，他仍然只吃素食，但是，他可以像其他人那样使用盘子和餐具。

因为注意力的问题，乔尔暂时从大学休学并在加州大学洛杉矶分校医疗中心从事志愿者的工作，后来成为有薪水的兼职人员。在私人的精神科咨询中，他开始尝试着克服行动焦虑的问题。史蒂文克制住自己询问儿子的冲动，"为什么你就不做甲、乙、丙这些事情呢？为什么你不能试着集中注意力？"他知道，对于已经经历过磨难折磨的人们来说，这并非易事。对乔尔而言，这意味着努力，艰辛的努力。他是个年轻人，而且遭受了很多的磨难。他是这个季度还是下个季度去上大学又有什么区别呢？很快，乔尔恢复得足够健康，他离开家到另外一个州的综合性大学注册上学了。

"噩梦终于过去，"史蒂文说，"他会重新发现自己。"

安娜和她的男友

　　安娜关于强迫冲动的最早记忆是在她五年级参加女孩童子军露营活动的时候。她本来期望度过一个美好的时光，就像以前参加过的露营活动一样。但有一天，旁边铺位的一个女孩偶然告诉安娜说，她的姐姐有严重的肾病，并且还绘声绘色地描述了症状。安娜说："许多天，关于这个我从未谋面的生病姐姐的强迫想法，就一直盘踞在我的脑海拒绝离开。为一个完全陌生的人感觉如此糟糕没有多大意义，但我确实这样做了。"这次的露营活动成为伤感的经历，直到回家后她才把这些痛苦的想法抛到一边。

　　几年后，一个同样无法解释、不合逻辑的强迫想法纠缠上了安娜，集中表现为毫无根据地对她的男友是否忠诚产生恐惧和怀疑。这把他逼到了墙角，而且几乎导致他们的关系破裂，直到她知道自己不是一个嫉妒的泼妇，而是一个严重的强迫症患者。

　　当还是孩子的时候，安娜就是一个爱发愁的人，而且在她一生中的大多数时间都在忍受焦虑和不安全感的折磨。在高中二年级，她有了第一次罗曼史，遇到了一位比她年长一级的帅哥。他们的关系稳定地发展，"我们决心爱对方。我们相互倾诉各自生活中最隐私的细节。"一天，他向她承认他喜欢看着身穿比基尼的超级名模谢丽尔·特杰恩的画像手淫。安娜对此产生了强迫念头，她一遍一遍地想象他做的事情，直到她的胃开始恶心。"为什么我要想这个？"她问自己，但是，她无法找到答案。后来，她才了解到男友会对特杰恩产生性幻想、而对她的爱恋却不够炽烈，更多是源自其压抑的同性恋情结而不是因为她自己不够性感。但是，她仍然无法抛开对特杰恩的强迫思维。在20世纪70年代末，特杰恩的画像到处都是，每次看到她，安娜心里就会涌起一股夹杂着恐惧的强烈的憎恶感，她害怕严重的强迫观念又会骤然爆发。

　　经过自我分析，安娜认定自己本质上是超级敏感和嫉妒的人，并且怀疑说，如果这些琐碎的问题对她而言都如此痛苦，她今后如何能够维持与男性的关系？在大学里，她与一名吸毒者交往，尽管她开始时试图让自己对他吸毒的习惯持开明的态度，但她很快就开始对此穷思竭虑。她必须知道他是如何以及和谁一起服药的。不知怎么，在她心里有一种想法，他的吸毒问题是她的错。这个想法促使她去见了一位学校的精神病医生，对方在 15 分钟的咨询之后就得出结论说：她真正的问题是对母亲的乳房有强迫观念。很显然，安娜无法看出这样的强迫观念与她的穷思竭虑及越来越频繁发生惊恐发作之间可能存在什么联系。

最终，她被确诊为广场恐怖症，一种对离开家所感到的非正常恐惧。对于自发性惊恐发作的病人而言，这是一种并不罕见的并发症。"我被告知我的惊恐发作可能源于我生长在一个完美家庭，而且从未被教过如何有效地表达愤怒。"尽管我们现在相信，就像强迫症一样，惊恐发作主要是由生物学方面的因素引发，但是这个解释减轻了她害怕发疯的恐惧。自信训练和针对引发惊恐发作的情境和地点——如人群或黑暗处——的暴露治疗帮助她减轻了糟糕的症状，恐怖的感觉以及害怕心脏病发作的担心。

尽管她和男朋友分手已很久，但她仍不时对他的吸毒习惯有强迫的念头，而后，在大学毕业的那个夏天，安娜被一种新的、更加无法抵抗的强迫想法抓住：死亡。"我开始想每个人怎么能好好度过每一天，明明知道迟早有一天死亡会掐断生活的脖子并使得存在变得毫无意义。"她已神经错乱了吗？安娜开始留意相关的蛛丝马迹。

她读研究生时碰到了盖伊。"每次不管我的罗曼史持续多长时间，结果总会引发强迫思维。在我遇到盖伊的时候，过去与男人不健康的关系使得我对困难更加敏感，我担心男人可能会用各种方式毁掉我。我甚至知道自己无意中倾向于选择自身问题严重的男人，太多次我感到了这种微妙的心理平衡的作用。很讽刺的是，也许正是这种保护自我免受伤害的渴望导致了我与强迫症最激烈的较量。"

盖伊是无辜的牺牲品。

"只有一次，"安娜说，"我选了一位值得信任和能给我提供支持的伴侣。然后我开始对他下手。首先，我开始强迫性地想他曾吸过毒"——

结果他没有——"而我仍没完没了地问他这个问题。他既忠诚又富有爱心，可我又开始强迫性地去想他过去的罗曼史"——甚至包括他是否读过色情杂志。谈话是这样开始的："你以前恋爱过吗？""为什么你不再见她了？""你还会想她吗？"安娜想知道他是何时看过那些杂志的，为什么要看，而杂志又是从哪儿来的；还有，他最后一次和第一次分别是什么时候看的，总共看了多少次，具体又有哪些杂志。

并且她还要求立刻得到回答。"毫不奇怪，"她说，"盖伊讨厌这些话题，最终我们肯定是不欢而散。他生气是因为觉得我毫无必要地怀疑和不信任他，我的怒火则是由于感觉到他的回答含糊不清，而且遮遮掩掩。"安娜花数小时检查、复核他的回答，在内心复述对方告诉她的话，寻找任何一丝的不符之处。"通常，只听一遍回答不够。当他回答我以前曾经问过的问题，如果答案和上次的不完全吻合，那会使我的精神痛苦不堪。我会把这些矛盾当作盖伊原本就不诚实的证据。"

盖伊感到不知所措和被虐待了。安娜则感到脆弱、害怕，并为不能控制自己而羞愧。在他们约会一年左右的时候，她患上身心疾病并试图用一种抽象的方式自杀。她曾读过一个不堪忍受精神疾病的男人对自己脑袋开枪后，消除了大脑上腐坏的部分而奇迹般地"痊愈"的故事。后来证实这是个歪曲、让人误解的报告。

"我幻想着自己同样被治愈。"现在，她相信自己在本质上是个泼妇般嫉妒、苛刻、难缠且郁闷的人——而她恨这个人。

盖伊少年时代住在欧洲。安娜和盖伊的暑假之行，包括光顾他以前常去的老地方以及和老朋友聚会。安娜感受到了压倒一切的冲动，想要去了解这些人在他的生活中所起的作用。他认识那些女人多长时间？中学时期他跟她们约会过吗？"开始我总回答她，"盖伊说，"但是第 5 次她还在问同样的问题，那真是愚蠢极了。我问她，你为什么要问这个？"她回答道："我需要知道，我要放心。"有时为了让她满意，他也会立即回答她，"哦，我在 3 年前的 8 月份最后见过她。"但在随后的闲谈中，那个女人可能会提到其实那发生在 4 年前或是在 7 月份而不是 8 月份，这会引发安娜启动另一长串的盘问。

在她心里，真相在两桩情形之间必居其一：要么盖伊在撒谎，要么是她快疯了。她没有记下回答的所有细节，所以，她也不能十分肯定，这些回答中的矛盾之处是真实的还是想象的。因此，她想让他证明，他跟她说的不同的故事版本这一点只是她自己的想象。

安娜偶然发现了一个解决方法。她告诉盖伊她打算开始记下他跟她说的一切。对于这一点，盖伊坚决反对："不，你不能。这是你做得最糟糕的事情。"他是对的。他补充说："我知道如果她问我，你是否跟这个人出去喝醉过？"我可能会说是或否，无非如此而已。但是，如果我说否，那她就要接着追问，"哦，那你最后见到这个人是什么时候？"我很可能无法提供那些她认为有必要的细节。随后，她又会发动另一轮拷问。

在相处的头几年，他们一起去了几趟欧洲，他的家人住在那里。尽管当时盖伊自己并没有意识到，但其实他开始使用行为治疗来帮助安娜。他认识到，如果她过于疲劳，那么她的强迫念头就会"一触即发"。所以，他尽力安排好行程。另外，他也把每天的活动提前安排好，一旦她忙碌起来，她就不会问那些傻问题了。

第二次的海外之旅，他们和盖伊的父母一起住在他家的小房子里。结果证明这是个错误，盖伊的母亲认为儿子带回来一个严重混乱的年轻女人，而且对她的那些古怪的问题几乎没有什么耐心。她有着更大的担心——她丈夫最近有一次心脏病发作。她的不耐烦显而易见，这无疑增加了安娜的压力，而且使她的强迫症恶化。盖伊的母亲会对她说："哦，你内心深处肯定想这么做，你心里肯定有一些特殊的欲望。"在绝望中的安娜反驳道："不，不！你不明白。"冲突使安娜和盖伊苦不堪言。"我几乎失去了控制，"安娜说，"我真想杀死自己。因为我不停地被强迫思维纠缠着，并真的开始做一些疯狂的事情。我强迫性地想要重建他在认识我之前的生活——尽管事实上在此之前他的生活非常平顺。"

她拷问他约会的每个女人的细节，"她长什么样？""你跟她出去时，你们吃什么？""你们到底去了哪里？""你们吃了什么开胃菜、主菜和甜点？""是在正午还是正午过四分坐下来吃午餐的？都讨论了些什么？"安娜心绪纷乱。"我完全不知道发生什么事，我真的感到很讨厌自己，因为我实际上是在用所有这些疯狂的问题折磨我的男友。他非常难过，他觉得我做这些只是为了好玩或其他什么。他是个十分敏感的人，他认为我不信任他，从某种意义上确实如此，但是我们俩都不知道这到底是怎么回事。我们没有头绪。我为惊恐发作做过治疗，所以我知道什么是惊恐发作，但这完全是新出现的问题。（强迫症患者中大约有 10%~15% 同时伴有惊恐发作。）我知道出了严重的问题，我必须去见精神科医生，但我当时在欧洲，所以在那个暑期剩下的日子里我不得不艰难地度过。"

内心深处，她知道盖伊真的是感情专一的好人。她从没有见过他有任何不恰当的行为。在所有认识他的时间里，她也从没有见过他喝得太多。她深知这是出于她自身的不安全感，她在破坏一段美好的关系。她不知道自己患上了强迫症。那个夏天，她的情况最糟糕的时候，盖伊向她求婚了。"真的疯了，嗯？"今天的他回忆起来，大笑不已。然而很快他们两个都对今后能否在一起表示怀疑，安娜记得，"无数次我们对峙，我冲他大喊大叫，说他对我撒谎了，因为我问他是否在周三或周四发生了什么事，而他的回答是错误的。我想，'好啊，我必须跟这个家伙分手，他在撒谎。'"事实上，他只是想极力从纠缠中脱身。他不记得自己给过她的每一个答案，但是她记得。

回到洛杉矶，他们开始为她寻求帮助，经人指点，找到在加州大学洛杉矶分校神经精神病学研究所工作的我。那时候，他们已经同居，两人都处于人生中压力很大的阶段。她在读研究生，他刚开始做一份学术工作——却无法全力以赴。回顾这个阶段，盖伊认为，"一种迷茫。我们竭力想度过混乱，我不确定是安娜出了问题，还是我完全不适合当一名教师。"

我给出的诊断是典型的强迫症。这是 9 年前的事情，安娜是最早的一批病人之一，我能够比较肯定地向他们解释说，问题出在我称之为"脑锁"的脑部化学不平衡。当安娜被告之患有脑部疾病时，她如释重负并急切地开始治疗。行为治疗的四步骤法当时尚未完全发展出来，但是我首次系统地应用了 15 分钟原则。

尽管家庭成员有时候会试图阻碍强迫症病人的治疗，因为他们害怕那个人会改变，会拒绝继续成为家庭的受气包，或者之类的原因，然而盖伊渴望帮助安娜。他充分理解了一切："这不是我所爱的人。这不是她在做那些疯狂的事情。它是强加于她而发生的，而她在痛苦之中。"在早期治疗中，有很多次的情形对他而言，选择去回答她的问题要更容易些，而他却深知，这样做不会对她有帮助。所以他设定一些基本的规则：他会回答一个问题，而不是一长串的问题，然后让她等 15 分钟再回答她的另一个问题。他们会争吵，她会哭闹，但是盖伊认识到 15 分钟法则不仅仅是一个等待的时间：它含蓄地暗示她的问题是荒谬的，它们不是她，而是强迫症。

他说："对她而言无论选择信任谁都非常困难。当我说，'这是你的强迫症，'她会要求知道是否这有可能是我不想回答的一个问题。"他不断地向她保证，"这只是强迫症，不要为它担心。"他很平静地告诉她，"如果你真的想知道的话，我会回答你的问题"，但是他会一直提醒她问题不在于她需要知道答案，她的问题是强迫症。"头 3 个月，她和我之间的对抗简直就是一种创伤体验。"她会怒气冲天地摔门而出，或只是坐在床上哭。因为他们住在一个小公寓里，他们象征性地、也是从实质上互相给对方一些空间。一个人走进厨房，另一个人在卧室里待 15 分钟。有时候，盖伊承认，他们把 15 分钟法则当游戏，而不是以建设性的方式使用它："我们其中一个会愤然离开，然后生会儿闷气。"

随着安娜治疗的进展，盖伊开始能够对她说，"你真的想要我回答你的问题吗？"她会说"不"。这已经前进了一大步。盖伊说："这时候的她如此高兴。我们两个都知道我回答她的问题不是真的关键所在。她总是问过去已经问过的问题，而我其实也已经回答过她了，但是她会忘记答案。在潜移默化的改变中，没有什么需要特别担心的。"

安娜痛恨强迫症对她的所作所为，她想要改善症状的动机是很强烈的。有一次，连着好几个星期，她都能抵制发问的冲动。盖伊说："安娜知道她必须继续她的生活，在摆脱了症状之后，她就能做到这一点。"在短时间内，抉择并不是那么容易做出的：是为了长远的解脱而在非常真实的折磨中等待15分钟，还是通过发问即刻就能得到的非常现实的解脱。盖伊说："在内心深处，安娜知道这只是她的大脑在对她做这些事，所以当她识别出它是强迫症时，执行强迫冲动的重要性就降低了。每过一个星期，每多过饱受折磨的一个星期，不屈服于负面冲动的决心会得到增加。安娜会说'我必须保持警觉之类的话'。"盖伊知道她在极度痛苦中，因为她开始疯狂地反复检查房子里的东西。与此同时，她也变得喜怒无常和孤僻了。"如果我晚回家半个小时，她会很难过，因为我未能遵守自己的诺言。"

几个月过去了，安娜逐渐变得更有信心去控制强迫症状。盖伊是她在行为治疗中的合作伙伴。他会说，"看，今天你情绪有些低落，因为你现在强迫症的感觉多了一点。但是过去的一周，它真的没有那么糟糕。"又或者是，"我知道，这周的情况真的很糟糕。"

连续18个月，安娜每周进行门诊行为治疗，并辅以少量的药物。在那个期间，她说："盖伊学会了很多与我相处的方式。以前，他只是习惯气得发疯，然后对我说，'你在折磨我。别那么干了。'但是一旦他了解了疾病的真相，会很强硬地对我说，'我不会参与到强迫行为中。我不会回答你的问题。你可以做任何你想做的事情，但不能让我回答那些问题。所以运用你的15分钟法则吧，15分钟以后回来，我们再谈。'我的康复很大程度要归功于他。那么多的家庭成员完全都没有帮助，但是，他真的在帮助我，在发作的时候为我指出那是强迫症。当然，许多次，我不相信他。我会说，'噢，不，不是的，这是真的。我真的需要一些帮助。'然后我会绝望地想让他回答我的一个问题或者核实一些事实——但是他就是不做。有时候我都要被他气疯了，然而这的确有帮助，真的有帮助。在治疗前，这会是能够激怒我的一个可疑问题。现在我却能够把它看作是迈向好转的积极的一步。"

　　盖伊非常清楚，在自己的帮助下，安娜为了好转付出了艰辛的努力。"在某种意义上，"他说，"我们很幸运，因为我自然地被她的强迫症的本质吸引住了。我不是很清楚，如果她有严重的强迫洗手的问题，我是否还能同样参与其中。对我来说，看到问题并参与到治疗当中是很容易很自然的事，因为我有着很强的参与感。"

　　时不时地，安娜仍会有一两个疯狂的想法。它们往往是"如果……怎样"这类无法回答的问题。一天晚上，她躺在床上开始强迫性地思考，"如果我的丈夫是个同性恋，那会怎样？"但是，她很快转过头告诉盖伊她正在思考这个疯狂的想法，而且她知道它是强迫症。他说，"嗯，你是对的，它是强迫症，它很荒谬。"接着他又睡着了。

　　安娜完成了要求严厉的博士课程，她和盖伊两人都有着一份令人满意的教师工作。他们已经幸福地结婚四年，并有了一个小孩。

　　安娜现在把她的生活描述为"正常"。

记忆要点

- 强迫症总是将家庭卷入其中。
- 了解强迫症症状如何影响你的家人。
- 提防以强迫症症状为借口，对家人自身的需要置之不理。
- 无论如何，请避免把强迫症症状作为向家人表达愤怒或烦恼的方式。
- 帮助家庭成员更多地学习强迫症和四步骤法的知识，以减少和避免他们对你的毫无建设性的批评，或是错误地助长你的强迫症。
- 家庭成员可以成为极好的治疗师同盟。鼓励他们提供帮助，而不是批评。
- 在建设性的互动过程中，家人间的相互接受非常有益于提高四步骤法的成效。

第七章　四步骤法与其他障碍

过度饮食、药物滥用、病态赌博和强迫性性行为

人们经常问，治疗强迫症较之于其他障碍，如进食障碍，这两者之间到底有什么不同？如何在其他可能与强迫症相关的情况下应用四步骤法？和患有强迫症的情况一样，看起来5-羟色胺回路也与治疗饮食障碍和其他形式的冲动—控制障碍的治疗有关，如病态赌博、药物和酒精滥用、强迫性性行为等。

用四步骤法治疗强迫症与其他精神障碍的主要区别在于：患有强迫症的人总是发现实施强迫行为的冲动是不愉快的。他们不仅抱怨自己洗涤和检查得太多，而且他们感到完全是在强迫冲动的胁迫下才这么去做的，在他们自己看来，这些行为绝对不合适，而且他们坚决地想要永远消除它们。

遗憾的是，从治疗的角度来看，饮食、药物障碍、病态赌博和强迫性性行为对改变的渴求没有这么直接坦诚。显然，有饮食、药物、赌博和性相关行为问题的人会发现，围绕着问题行为本身，存在着本性泛滥和冲动控制不足的问题。患者显然不想完全停止饮食，而很多吸毒者宁愿用可控的方式来使用药物也不想完全停掉它。赌博行为的情况也不例外，与性有关的问题行为则尤为如此。所以治疗的关键在于，过度、不当的行为问题

能在多大程度上令患者感到"真正的自我矛盾"？也就是说，就像强迫症患者看待强烈的洗涤和检查的冲动那样，这些障碍症的患者能在多大程度上真正意识到，他们的行为与自己是谁的本质和自己想要什么的自我概念是背道而驰的？

隐藏的日程安排

　　由于这个区别，在应用四步骤法用于治疗饮食、药物、强迫赌博和与性有关的问题行为时需要完成额外的工作。你可以把它当作是需要实施额外的步骤。有冲动—控制问题的人甚至必须要比强迫症患者付出更多的努力来弄清楚这些行为在他们的生活中所扮演的角色，他们到底有多想真正地去停止这些行为。强迫症患者也有许多隐藏的原因让他们依附于自己的强迫行为，作为不能完全应对现实中真实困难的借口。这些原因常常和他们与家庭的关系以及对承担更大个人责任的忧惧有关。

　　然而，有一点也是事实：强迫症患者实际上并不能从他们反复洗涤和检查的行为中获得任何程度的快感。他们也很清楚地意识到这些行为是外加的，所以让他们至少在某种程度上承认这一真相通常并不是那么困难，即自己有可能利用这些行为来回避应对现实中不愉快的或引发焦虑的问题，尤其是那些涉及人际关系的问题。其他的冲动—控制问题有时候则要复杂得多，主要是因为这些患者事实上享受着病态行为的某些方面——不论是暴饮暴食、吸毒、赌博或是性行为。这些行为具有被经典行为治疗理论称为的"主要—强化的特性"。换句话说，人和动物一样，也会被食物、性或药物等可带来愉悦感的事物引诱着去尽力博取。

　　除了专业的精神卫生工作者以外，许多人也已熟知这一事实。所以，对于一般的控制—冲动类型的患者，甚至在让他们去实施重新确认的步骤之前，就得弄清他／她真的到底有多么想停止这种行为、此人在多大程度上愿意放弃这种行为所带来的愉悦感——这是我们所要解决的主要困难。

尤其在问题早期阶段，在行为还没有完全形成病态之前。

正像你可以看出的那样，克服吃喝、服药、赌博或性行为的问题比让一个人停止洗涤或检查需要更多通常被称为意志力的东西。这里存在着两难的选择。当人们说"那不是我，那是我的强迫症"，他们几乎马上意识到他们不想去检查或不想去洗涤。为了提升四步骤法的功效，你所付出的诸多努力实际上都是致力于加深对一条事实的洞悉，即：要去做这事的冲动并不是真实的你，而只是从你大脑发出的错误信息所致。而对于强迫症患者来说，较之于那些患有饮食、药物、赌博或强迫性性行为问题的人们，这项工作显然要来得直截了当得多。决定四步骤法则对于冲动—控制类问题的适用性的关键因素在于：患者本人能在多大程度上将自我概念与问题行为区分开来。

将冲动称为冲动

即使是强迫症患者，也需要付出很大的努力，尤其是在深刻地理解自己与强迫症的区别这一点上。但是，强迫症表现出了真正的自相矛盾：人们将去清洗和检查的冲动认为是外来强加的。一个有冲动—控制问题的人能在多大程度上意识到"这不是我，这只是我想要去吃、喝、吸毒、赌博或从事性行为的不恰当冲动"，可告诉我们作为一种认知—行为治疗方法的四步骤法能在多大程度帮助他们。至此，你也开始能够对重新归因这一步骤的意义有了更深刻的理解。尽管重新归因的步骤帮助你理解了洗涤和检查的冲动是由大脑的错误信息所造成，但是许多人也逐渐认识到，部分的冲动来源关系到一种情感需求——避免个人亲密关系的情感需求和不想要的个人责任。

一旦开始领会到这些情感因素在重新归因步骤（把不恰当的强迫冲动归咎于真实的原由）中所扮演的角色，我们对有冲动—控制问题的人必须得学会运用的思维过程类型就会更加了然于胸。这些人必须开始对真实的自己、自己想成为的样子和想要去放纵的冲动（吃、喝、赌博或进行不恰当的性行为）之间的真正区别有着很好的领会。当他们开始更清晰地看到这个关系时（这本身可能需要传统的与情绪相关的心理治疗），他们就能够有效地使用四步骤法并真诚地应用强迫症的战斗口号："这不是我，这只是我的不恰当冲动。"随着洞察的加深，他们就会逐步觉察到真实的自己和以冲动方式表现出来的欲望之间的区别。从我的观点来看，尽管大脑生化物质对那些不恰当冲动起很大作用，却绝不可以减轻个人因为对这些冲动的回应所应承担的个人责任。对于冲动—控制问题而言，情形的确如此，对于强迫症也是一样。这是事实，你的大脑可能会发送出让你痛苦和难以应付的信息，你个人所要承担的责任却不会因此减轻，你有责任积极地发挥自己的功能，用健康的而不是破坏性的方式来解决问题。这是重新聚焦步骤对于冲动—控制问题的真正用武之地，正像用于强迫症一样。

探寻你的内在

当然，最终四步骤法的前两个步骤主要用来强化一个人在自我侦察之下应用重新聚焦步骤的能力。这正是不偏不倚旁观者的意义所在：努力像你观察别人的行为那般观察自己的行为。一旦你这样做的能力加强了，你就能重新聚焦在新的、更具适应性的行为上。非常重要的是，切记这两个过程是相互作用、相互加强的。你越是能重新聚焦于新的行为，你的内在的不偏不倚旁观者的角色就越强大。而随着不偏不倚旁观者的增强，你就越是容易转换注意力，换挡到更健康、更有功能性的行为上。这个事实既适用于强迫症患者，也同样适用于有冲动—控制问题的人。对那些希望运用四步骤法则的患有冲动—控制问题的人来说，挑战在于，他们要诚实地寻找自己的动机和对未来的目标，且必须将情感生活和强迫性的吃、喝、赌博之类的行为区分开来。

当人们这么去做了，他们就能更有效地运用重新确认和重新归因的步骤，就像强迫症患者那样，他们就会逐步创造出一套可以用来重新聚焦的健康而更具适应性的行为装备。

总结：强迫症患者启用四步骤法有一个优势——他们已经知道了真实的自己是有别于想要去清洗和检查的强迫冲动的。有冲动—控制问题的人需要达到同样的认识。一旦如此，他们就可以用与强迫症患者类似的方式来应用四步骤法。

最后讲几句有关拔发的冲动，它是与强迫症相关的一种疾病——拔毛癖的主要症状。我可以给出一个非常实用的建议：在运用重新聚焦的步骤努力给卡在拔发行径中的齿轮换挡时，特别重要的一点是，要培养其他代替性的需要占用双手的行为。许多人学习编织、钩针、刺绣、制陶、弹奏乐器或其他任何一种可以使用手的活动。你甚至可以做一些简单的事情，比如捏挤橡皮球，或是在情况实在太糟糕的时候，紧扣你的双手。澳大利亚墨尔本的堂·杰弗里博士报告说，戴上一种人们用来数钱或分纸用的橡胶保护手套会极有帮助。那会大大增加拔发的难度，从而导致冲动的降低。有些人甚至用在自己手上坐上 15 分钟的办法来帮助自己。再次重申，在重新聚焦的步骤中，你总是要努力地延迟更多的时间，并注意在大约 15 分钟以后冲动的细微变化。

对于拔毛癖患者，另一件很重要的事情是：当你的手伸进头发时，努力变得对此有所觉察。因为很多患者在一开始拔头发时，根本没有意识到自己在做什么，就像一个长期抽烟的人可以完全不自觉地点燃一根烟（顺便补充一下，我刚才提到过的有关吸毒和四步骤法则的一切也都适用于戒烟）。有时候，作为玩笑，我告诉拔毛癖病人要养成这样的说话习惯，"现在 10 点。我知道我的双手在哪儿吗？"这真的有效，事实上，这是不偏不倚的旁观者可帮你做到专注觉察的另一种方式。自动行为可以偷偷瞒过你，轻易地获得控制权；而专注觉察是你抵抗非己所愿的破坏性行为的最佳盟友。

记忆要点

- 四步骤法几乎可以应用于任何你真正想改变的行为上。
- 重新确认和重新归因的要点在于清晰地看到你和想要改变的行为之间的区别。
- 在脆弱的时候学会尽可能多地向内心不偏不倚的旁观者请教，这样你才可以决定自己真正的目标和兴趣。

第八章　四步骤法与传统行为疗法

（与加州大学洛杉矶分校精神病学系保拉·斯提塞尔博士及卡伦·麦德曼护士合作发表）

在 20 世纪七八十年代，随着一种新的行为治疗技术——暴露和反应阻止法的发展，强迫症的治疗呈现出革命性的转机。在 20 世纪 90 年代的加州大学洛杉矶分校，这种技术已成为经典的范本，在此，我将结合我们用认知—生物行为自我治疗的四步骤法所展开的工作，简要地描述一下它所获得的进展情况。

部分 | ：暴露和反应阻止疗法在强迫症中的经典应用

让我们从介绍经典行为治疗技术的总体概况开始。无论是在加州大学洛杉矶分校的医院还是在加州大学洛杉矶分校治疗中心进行门诊治疗，所有的强迫症患者都经历以下几个阶段：（1）评估，包括教育；（2）行为治疗师和患者合作设计治疗方案；（3）暴露和反应阻止；（4）治疗后追踪。

评估

强迫症的诊断是建立在一套全面的评估系统之上的，其中还包括一个结构化的会谈。在被确诊之后，患者会被清晰地告之强迫观念和强迫行为的确切含义，具体可参见本书绪论。

一旦患者清楚地了解强迫观念和强迫行为的真实本质，那么，他所有的强迫观念和强迫行为的完整图画就建立起来了。强迫观念清单包括内部和外部引起强迫观念的暗示以及与生理、躯体相关的抱怨或不适。强迫行为则包括了不恰当地去规避事物和所有类别的仪式行为以及更典型的强迫行径，如清洗和检查等。

此时，治疗师对治疗做出解释，并用行为治疗的术语介绍下面的治疗基本原理：

暴露和反应阻止疗法是用来打破两个惯性联结的：（1）强迫观念和焦虑之间的联结；（2）焦虑和企图从焦虑中解脱出来的强迫行为之间的联结。

除了介绍针对强迫症的经典行为治疗手段，行为治疗师还向患者解释强迫症的神经生物学基础（见第二章所述），这将帮助患者形成这种障碍是医学疾病的概念。这种医学的模式使患者得以从自我谴责中解脱出来，为强迫症正名，帮助患者克服患有这种障碍的羞耻感。在加州大学洛杉矶分校，我们强调这种障碍在生物学方面可能受基因的影响，但是基因和生物因素却决不会妨碍患者对行为治疗的反应。事实上，行为治疗与作用于精神的药物治疗一道，已经被发现证实可有效地治疗强迫症的生物基础层面。

合作设计治疗

治疗的设计是行为治疗师与强迫症患者之间的共同努力。按 0 到 100 的级别，患者给每一个强迫观念和行为，表明其主观感受到的受困扰程度，其中，"100"对应着焦虑的峰值。强迫观念和强迫行为随之被按等级结构排列，引发最小恐惧量的项目在最下方，强度最高的排在最上面（第一章开头部分提到的盖勒教授没能做到这点）。一般说来，一名患者的等级排列由 10 到 15 个项目构成，而受困扰程度在 50 左右的项目就是我们治疗的切入点。

假设一个有污染恐惧的病人，其等级排列如下：

受困程度评分

100　尿

95　马桶座

85　马桶冲水按钮

80　卷筒卫生纸

75　卫生间门把手

70　卫生间水龙头把手

50　黏性物质（如，果冻）

一个有检查强迫的病人可能构建出下面的等级排列：

受困程度评分

100　炉灶

95　灯开关

90　厨房电器插头

85　取暖器

80　浴室取暖器

70　锁

60　门

50　电视

　　为了清晰起见，这些假设的等级排列被简化了。应该注意到许多患者有着非常复杂的强迫观念和强迫行为。然而，不论多么复杂，行为治疗的目标是一样的。

暴露和反应阻止

　　一旦建立了等级列表，患者就可以准备开始治疗了。就像是一个设计治疗方案一样，患者也被鼓励着与治疗师共同设计作业内容。

　　在患者与治疗师面谈以及回到家中之后，都施行了暴露。从分值大约在 50 的项目开始入手，向着排列等级的最顶端一直前进，直到每一个项目都被解决。患者在暴露中感到焦虑，但在其后的 90 分钟左右，其焦虑水平将会降低（提醒：这是在行为治疗师的帮助下所进行的经典行为治疗技术。在自我治疗使用四步骤法时，任务会被分解为小块，然后应用 15 分钟法则，如第三章所述）。暴露每重复一次，焦虑水平就会降低一些。如果没有感到焦虑，那说明暴露的强度不够。如果感到的焦虑过于强烈，那就要把任务调整到恰当的程度。

　　在加州大学洛杉矶分校，我们要求强迫症患者一天至少暴露两次，并忍耐住不以强迫行为作答，这样一直到焦虑水平有所下降。这个暴露不断重复直到起始焦虑或受困扰程度分值变得可以忍受，而挑战下一个等级的时机就到来了。

　　以一个有污染恐惧的男士为例，他的初始暴露会是把果冻放在手上却又不能去洗手，直到其焦虑水平下降。他可能在受困打分 90 的水平上开始这种暴露。也就是说，这果冻让他非常焦虑，在 90 分钟结束后受困分降至 30。治疗师会在现场，或是在整个过程中都很容易被患者联系到。

　　下一次再做这个暴露时，初始分值可能在 75 或 80 左右，然后会降到低于 30。受困分值会随着一次次的暴露而持续降低。一个爱检查的妇女可能会被要求在离开家来做治疗时不去检查电视，中途也不能返回，直到治疗结束。像那个有污染恐惧的男士一样，这位女士的初始焦虑或受困分值在开始时达到最高，但是会在一定的暴露后随着时间降低。症状的强度随着每一次暴露和反应阻止的联合作用而趋于减弱。然而，由于起始焦虑和困扰分值随着等级难度的递进而增高，可能需要治疗师更多的帮助。

　　不实施强迫行为而直接暴露于强迫观念，如此，患者打破了强迫观念与焦虑之间的联结，因为在每一次对强迫观念的重复暴露中焦虑水平下降了。另外，强迫行为也不再起到减少焦虑的作用。因此，曾经存在于强迫观念和强迫行为之间的那个苛求的、引发恐惧的和生生不息的回路被打断了。换句话说，患者必须面对强迫观念所产生的强迫性恐惧，不以强迫行为来回应，打破强迫观念与强迫行为的循环。这种思想上（强迫观念）和感觉上（焦虑）的改变伴随着行为（强迫冲动）的改变。

治疗后追踪

　　在强迫症患者完成了等级列表上的所有项目之后，我们鼓励他们来门诊做跟踪，或至少在治疗后的 6 个月用电话联络。患者被教会，如果出现一个新的症状，就要继续像在治疗期间那样每天做两次暴露和反应阻止。

部分Ⅱ：应用四步骤法

　　四步骤法可以和这些经典的治疗技术非常有效地结合起来。通过经常使用重新确认的步骤，对于更隐蔽的症状以及因害怕引发症状而回避的事物，患者的觉察力都有所增加。在准备行为治疗的等级列表时，重新确认可帮助患者创建一幅完整的症状图。经常性地使用重新确认和重新归因步骤，可以帮助他们更好地管理对焦虑的反应；作为回报，这使得患者能够做暴露和反应阻止的练习。这个流程可以带领他们更自信地去挑战更高等级的项目。

　　在有治疗师辅助的暴露和反应阻止治疗中，在等待症状的刺激源所引发的焦灼感衰减的时候，重新聚焦步骤让强迫症患者将注意力聚焦在治疗师提供的支持和与对方的互动中。如果你是自己练习，如第三章所述，你可以重新聚焦在其他建设性的行为上，并花 15 分钟的时间（经验性的延迟时段）来进行反应阻止。当然，你应当始终努力延长每一次延迟的时间或把 15 分钟期间连接成串。始终牢记着在此期间继续重新确认和重新归因。要点在于不要被动地等待，而是积极地把这些冲动重新评价为强迫症的症状而已，而你将不再允许它来控制你的生活。当能更好地控制行为反应时，你也正在改善大脑的功能。焦虑和恐惧使得强迫观念和强迫行为相随相生，而打破这个回路会引导你更进一步地重新评价强迫观念和冲动，焦虑也会进一步衰减。

使用按照困扰分值排列的等级列表作为暴露和反应阻止的结构性练习，是进行行为治疗和运用四步骤法的绝佳途径。

记忆要点

- 创建一个行为等级列表。
- 在向层级高端迈进之前，从引发低焦虑水平的症状开始工作并获取成功之后，再向难度系数增加的等级迈进。不要过于压迫自己。经常性的、稳定的进步才是你的目标。
- 使用 15 分钟原则，努力将延迟期间连接成串。
- 在连续一致的基础上使用四步骤法。

第九章　强迫症与药物治疗

　　我逾 20 年的研究主要侧重于精神治疗的生物学和药物治疗层面，我也是一个提倡要恰当使用精神药物的人。然而，在治疗强迫症的时候，怎样才算是真正恰当地使用药物呢？可以马上告诉你的是，我可不是"吃这个药，等着好起来吧"那类精神病学派的追随者。那样太被动，患者几乎无须付出什么直接努力，而把治疗能否成功的责任过多地归责在医生是否找到了"正确的处方"上。

　　全书中我不止一次地在提到使用药物时打了"游泳圈"的比喻，这个词是本人工作中在接触到一些进行四步骤法练习的人时想到的：在添加药物治疗后，他们去执行四步骤法的能力看上去得到了增强。它简单地说明了这样一个事实：在治疗阶段的早期（一般在 1/2 到 2/3 之间）许多强迫症患者发现，经药物把症状缓解后，练习重新聚焦的步骤会变得容易些（然而，在此必须强调的是，所有参与了我们在加州大学洛杉矶分校的行为治疗—脑成像研究的患者完全没有使用任何药物）。如此，药物就像是帮助孩子学会游泳的游泳圈一样：它减少了恐惧，并使你在游泳时更容易"漂起来"。这种类比看起来特别恰当——正像学游泳的孩子可以逐渐发挥自己的作用而给游泳圈的充气越来越少，最终可以完全脱手自己游一样，运用四步骤法的强迫症患者每周使用越来越小剂量的药物，仍可持续进行着他们的行为治疗。最终，很多患者在疗程结束时服用药物的剂量已经很小或完全不用。正如我们的研究显示，练习四步骤法本身就可以改变大脑的化学基础，几乎和药物发生作用的方式完全相同。

到目前为止，那些被研究过的对强迫症治疗有持续性帮助的药物，都能与大脑的一种叫作 5- 羟色胺的化学物质发生相互作用。脑神经递质是帮助信号从一个神经细胞传递到另外一个的化学物质，5- 羟色胺是许多脑神经递质中的一种。当一个神经递质被神经细胞释放出之后，它失活的主要途径是被一个"泵"摄取并送回神经细胞。这样，那些再摄取了神经递质并使其失活的复杂分子就被称为"重摄取泵"。医生们最广泛使用的一组处方药叫作选择性 5- 羟色胺再摄取抑制剂或 SSIR，作用是选择性地阻止或抑制重摄取泵对 5- 羟色胺的再摄取。

三种已被美国食品医药管理局（FDA）批准用于治疗强迫症的 5- 羟色胺再摄取抑制剂（SSRI）分别是氟西汀（Prozac）、帕罗西汀（Paxil）和氟伏沙明（Luvox）。到 20 世纪 90 年代末期，唯一的另外一种也已经获得美国食品医药管理局批准的用于治疗强迫症的药物是氯丙咪嗪（Anafranil）。它也是一种重摄取抑制剂，是早期就开始运用于精神治疗的药物，具备非选择性特性，显著作用于神经递质而非 5- 羟色胺。另一种针对强迫症的 5- 羟色胺再摄取抑制剂是舍曲林（Zoloft）。要想从这些药物中获得最大疗效，最重要的也许是要记住：它们需要服用几个月后才能显出全部的疗效。一般的原则是，服用任何一种此类药物都须经过 3 个月的时间来决定它是否对治疗你的强迫症有效。当然，无论你是哪种情况，都应该遵从医生的指导（所有这些 5- 羟色胺再摄取抑制剂均有一个有意思的特点：它们也对治疗抑郁症有效，且药物对抑郁症起效所费的时间通常只有对强迫症显效费时的一半左右）。

尽管需要用 3 个月的时间才能看到这些药物对强迫症症状的全部疗效（通常意味着症状缓解 50% 左右），但是，它们能够更快地降低让你去练习四步骤法的难度。遗憾的是，尚无研究显示行为治疗是否可以使药物更快地发挥作用。但是，在用结合行为和药物的方法治疗了数百例强迫症病人之后，我相信，行为疗法确实可以做到这一点。这样的结论是说得通的，因为行为治疗本身正是以和药物一样的方式来改变着大脑。毫无疑问，在精神健康领域还需做大量的研究。

丁螺环酮（BuSpar）是一种用来治疗焦虑的药物，它主要作用于5–羟色胺，但不作用于重摄取泵。尽管它本身对缓解强迫症症状不是特别有效，但是它能很好地帮助那些在做行为治疗时感到过分焦虑的病人。它似乎对治疗的认知部分尤其有帮助，这时人们已被强迫症吓得半死，都忘记了重新确认和重新归因，又或者，他们焦虑过度，无法去重新聚焦和意识到"这不是我，这是我的强迫症"。丁螺环酮是一种温和的药物，一般比较容易忍受，通常在大约2至4周左右开始产生疗效。如果你的医生想同时使用它和5–羟色胺再摄取抑制剂，它和后者可以很好地联合使用，甚至可以阻止5–羟色胺再摄取抑制剂的一些负作用。

因此当你被症状控制，或你认为可以用一些游泳圈来帮助你应用四步骤法，一定要与你的医生讨论使用药物的可能性。但是请记住：你必须付出努力。种瓜得瓜，种豆得豆。

记忆要点

- 药物就像游泳圈或训练轮椅，它们能帮助你在练习四步骤法时对情况有所控制。
- 允许几个月的时间让事情达到平衡。
- 慢慢地减少药物剂量。
- 当剂量减少时，强迫症的症状可能会有所反弹。运用四步骤法以可控的方式来管理你的反应。
- 当你通过四步骤法改变大脑时，对药物的需要几乎一直是在减少。

第十章 汉堡大学强迫症筛查表

1. 当你感到与某种动物或脏东西靠得太近后，是否会洗手？

A．是；B．否

2. 你是否因为桌布或垫子没有摆放得恰到好处而重新调整它们的位置？

A．是；B．否

3. 是否有些时候你必须想一些特定的词语或图像到了无法去做其他事情的地步？

A．是；B．否

4. 你是否经常感到不可能停止重复一句已经说过的话？（但你只是对自己说）

A．是；B．否

5. 在一天中你是否会想上好几遍那些你已经完成的工作？

A．是；B．否

6. 你是否发现在进行某些活动时你无法停止计数？

A．是；B．否

7. 有时候你会怀疑你的伴侣正在做一些不想让你知道的事情，你是否努力让自己摆脱这种想法？

A．是；B．否

8. 是否有一些事你如果不数到一定的数目就无法完成？

A．是；B．否

9. 你是否有时候有意识地努力试图摆脱要伤害或杀死自己的念头？

A．是；B．否

10. 在一天当中，你是否经常记住某些特定的词语、图像或是句子？

A．是；B．否

11. 坐下之前，你是否检查公用座位的干净程度，比如公共汽车或出租车上的座位？

A．是；B．否

12. 你是否有时候会大声地重复已经讲过的话，尽管你试图阻止自己这样做？

A．是；B．否

13. 已经离开家后，你是否还总是惦念着家中的每样东西是否安好？

A．是；B．否

14. 在开始穿衣前，你是否确切地思考过如何穿？

A．是；B．否

15．你是否发现自己毫无理由地数东西？
A．是；B．否

16．是否有这样的日子，你完全被想伤害或杀死自己的念头所占据？
A．是；B．否

17．在读报后你是否洗手？
A．是；B．否

18．你是否注意到了，在使用某些东西之前或之后，你摸了它们好几次？
A．是；B．否

19．你是不是要摸上电器开关好几回，并一边数着次数，尽管你试图不这样做？
A．是；B．否

20．你是否检查书或杂志有无折角，并且马上要把它们抚平？
A．是；B．否

21．你是否在看完报纸后将它们按原样折好？
A．是；B．否

22．你经常有自己也许病了、瞎了或疯了的念头？
A．是；B．否

23.　是否有这样的日子，你成天只想要伤害或杀死某人？

A．是；B．否

24.　上床后，你是否会再次爬起来检查所有的电器？

A．是；B．否

25.　你数着一共触碰了多少次电器开关，这样做是否妨碍你的日常生活？

A．是；B．否

26.　你是否不断地重新摆放桌上的、壁柜里的或其他地方的物品，尽管在你上次放置好它们后任何东西都没有被碰过？

A．是；B．否

27.　在临发信之前你是否还会检查回信地址？

A．是；B．否

记　分

A．算一算问题 3、4、5、6、7、8、9、10、13、14、15、16、22 和 23 的答案为"是"的总数。这些是强迫观念。

如果这些问题回答"是"的总数为：

1 或 2：你很可能没有明显的临床强迫观念。

3、4、5 或 6：你很可能有显著的临床强迫观念。

7~14：确定无疑你有显著的临床强迫观念。

B．算一算问题 1、2、11、12、17、18、19、20、21、24、25、26 和 27 答案为"是"的总数。这些是强迫行为。

如果这些问题回答"是"的总数为：

1、2 或 3：你很可能没有明显的临床强迫行为。

4、5、6 或 7：你很可能有显著的临床强迫行为。

8~13：确定无疑你有显著的临床强迫行为。

来源：Dr.Iver Hand & Dr. Rugiger Klepsch。

第十一章 一位强迫症患者的四步骤自我治疗日记

（注：我们其中的一位病人在治疗的早期记录了如何针对他自己的症状应用四步骤法。这里仅作为参考。其他人用来调控自己症状的方法可能很不相同。）

打破无休止的回路·魔鬼的近亲·识别强迫症思维

1. 立刻重新确认：

A. 强迫思维

    强迫念头

    强迫习惯用语

    强迫语句（字母数，对称，关联）

    强迫图像

类型：暴力。性。排泄物。亵渎。爱人。未来被剥夺的幸福感。自我惩罚（顾虑）。坏人。（谴责自己。意图。我的意思是那样吗？）

借口：虚假的愿望，希望。隐秘扭曲的愤怒。隐秘扭曲的半观实状态。污染。需要完美。需要坦白。如果……会怎样？坏人。需要他人一再打消自己的疑虑。

B．焦虑——暂时的。愧疚。悲伤。紧张。

C．强迫行为——心理的。对的感觉——需要。否定。以积极替代。左思右想。计数。显现的强迫行为。忏悔。寻求别人来帮助自己安心。敲打。

2．重新归因：一种疾病。生化物质不平衡。入门理论：卡在齿轮里（尾状核／壳核／纹状体）。错误的信息：汽车警报。静电噪声。自我不和谐。基因疾病。

这不是我，这是我的强迫症。不在我的控制中，障碍。要怪就怪大脑。

A．预见。准备。不应该害怕。怪大脑。

B．接受。平静祈祷。精神高度。不是因为我，而是非我所愿。

3．重新聚焦。将注意转移开。做其他行为。就说"知道了"。暂停，延迟强迫行为。忽略。

4．重新评价：贬低错误信息的价值。谁关心它走不走开？不管怎样那不是真实的。冷漠，无动于衷。幽默。讽刺。不争辩，它不过是化学物质。

第三部分

四步骤法自我治疗指南

　　如果你是强迫症患者，在了解到这种疾病的治疗技术所取得的突飞猛进时，一定会感到欣慰和释然。在过去的 20 年中，行为疗法已经表现出了它是一种对于治疗强迫症十二万分有效的技术。

　　作为行为治疗手段的一部分，自我治疗这一概念的提出是一个重大的进步。在这个指南中，我将教你如何成为你自己的行为治疗师。通过学习强迫症的基本情况和认识到它是一种对治疗会有所反应的医学疾病，你将能够克服实施强迫行为的冲动并掌握新的方法去应对烦人的强迫思维。

　　在加州大学洛杉矶分校，我们将这种手段称为"认知—行为自我疗法"。在这种方法中，要掌握基本的行为治疗技术，知识所起到的作用至关重要。研究显示了，暴露和反应阻止是非常有效的治疗强迫症的行为治疗技术。在传统的暴露和反应阻止中，强迫症患者学习——在一名专业治疗师持续的指导下——将自己暴露在会令强迫观念和强迫冲动加重的刺激下，然后学习不去用强迫性的方式对这些观念和冲动做出反应。例如，一个非理性地、强迫性地担心会被泥土污染的人，可能会被指示用手去拿一些脏东西，之后最少 3 小时不能洗手。我们对这种方式做了些改进，使得你自己也可以去完成它。

　　这个技术被称为反应阻止，因为你要学习阻止习惯性的强迫行为应答并用更具建设性的行为来替代它们。我们将这个办法称为"生化—行为式"的，因为我们是在使用关于强迫症的生化基础的新知识来帮助你控制焦虑的反应，并增强你抵制烦人的强迫症状的能力。我们的治疗较之于传统的暴露和反应阻止法的重要区别在于：我们已经发展出的四步骤法可增强你独立去实施暴露和反应阻止的能力，而无须一个治疗师在场。

　　基本原理在于，通过理解这些观念和冲动到底是什么，你可以学习管理强迫症所带来的恐惧和焦虑。而反过来，能够管理自己的恐惧可使你对行为反应的控制要有效得多。你将使用生化知识和认知觉察来帮助自己独立实施暴露和反应阻止过程。这个策略有四个基本步骤：

> **步骤 1：重新确认**
> **步骤 2：重新归因**
> **步骤 3：重新聚焦**
> **步骤 4：重新评价**

目标是天天练习这些步骤（前三步在开始治疗时尤为重要）。对于这种可以在每天的生活中用来管理对强迫症的应答方式的技术，其本质在于自我医治。让我们开始来学习这四个步骤吧。

步骤 1：重新确认

关键的第一步是学习识别强迫观念和冲动。你不要仅以表面的方式来做这个，你必须努力去获得一种深层的理解，即此刻这种十分烦人的感觉是强迫思维的感觉或强迫冲动。要做到这个，很重要的是你要加强专注觉察——这些侵入性的念头和冲动是一种疾病的症状。

鉴于其简单性，充斥于日常生活中的觉察活动几乎是自动的，且通常都相当肤浅；而专注觉察则更为深入和精确，只有通过全神贯注的努力才能达到。专注觉察的要求是，有意识地识别并对强迫观念和行为做下心理标记。你应该特意地做心理标记。例如，"这个想法是一个强迫思维；这个冲动是一个强迫冲动。"你必须努力地去管理那些顽固地入侵你的意识层面，由生化因素影响所致的强烈的念头与冲动。这意味着要付出更多的、必要的努力来维持我们称为"不偏不倚旁观者"的觉察——这种存在于我们自身内部的观察力量赋予了每个人去识别真相与症状，以及阻挡病态的冲动直至它开始减弱和消退的能力。

　　步骤 1 的目标在于，学习在你自己的心中将侵入性的思维和冲动重新确认为强迫观念和强迫行为，并果断地去做。开始用它们的本来面目来称呼它们；使用强迫观念和强迫行为的标签来标注它们。例如，训练你自己说，"我不认为或觉得我的手脏。我有一个总是感到手脏的强迫观念"，或者"我不觉得我有洗手的需要。我有一个要强迫洗手的强迫冲动"（这个技术同样适用于其他强迫观念和强迫冲动，包括检查门或电器及不必要的计数）。你必须学习识破这些侵入性的强迫观念和强迫冲动的真相——原来它们是强迫症。

　　在重新确认的步骤，基本的想法在于：按强迫观念或强迫冲动的实质来称呼它们。果断地重新确认它，这样你可以开始理解那种感觉是虚假的警报，只有很少的或是完全没有现实基础。许多的科研工作让我们现在了解了，这些冲动是由大脑中的生化不平衡造成的。而通过用其真实的面目称呼它们——强迫观念和强迫行为。你开始理解到，它们所传达的信息与其实质并不能画等号。它们只不过是从大脑发出的虚假信息。

　　重要的是你得铭记在心：只是重新确认这些思想和冲动，并不会让它们走开。事实上，你能做的最糟糕的事情就是努力让它们消失。这不会起作用，因为这些思想和冲动有其生化基础，而这是在你的控制之外的。你所能控制的是你对那些冲动的行为反应。通过重新确认，你开始理解不管它们感觉起来多么真实，它们所说的一切却不是真的。目标：学习抵制它们。

　　关于强迫症的最新的科研发现，通过学习用行为疗法来抵制强迫观念和行为，你可以在客观上改变引发强迫症状的生化物质。但是，需要牢记的是：改变生化基础的过程以及通过这么做去改变冲动本身，可能会花上数周或数月的时间。它需要耐心和持久恒定的努力。试图在几秒或几分钟内让这些观念和行为走开的做法只能导致挫败、消沉和紧张。事实上，它会让强迫冲动变得更糟糕。在行为治疗中最重要的很可能是学会这么一条事实：你对思维和冲动所做出的反应其实是在自己的掌控之中，不管它们有多么的强烈和烦人。目标是控制你对这些思维和冲动的反应，而不是控制观念和冲动本身。

后面的两步设计用来帮助你学习新的方式来控制你对强迫症状的行为反应。

步骤 2：重新归因

我们用来治疗强迫症的这种自我指导的行为疗法，其关键可用一句话来概括："这不是我，这是我的强迫症。"那是我们的战斗口号。它提示，强迫症的思维和冲动没有意义，它们是从大脑发出的虚假信息。自我指导的行为疗法让你获得对这个真相的深层理解。

为了更深刻地去理解为何检查锁的冲动或者"我的手脏"这种想法能够如此强大和无法抗拒，你在踏实地努力着。如果你知道这种念头毫无意义，为什么你要回应它？理解这种念头如此强烈而且不会自动消退的原因是增强你的意志力和使得你可以击退强迫冲动（去洗手或检查）的关键所在。

目标在于，学会将这种念头或冲动的强烈程度重新归因到它们的真实诱因，意识到那种感受和不适感是由大脑的生化不平衡引发的，它是强迫症——一种医学疾病，承认这一点是迈向深入理解这些症状其实是一种假象的第一步。你学会了不再被其表象所蒙蔽。

在大脑深处有一个叫作尾状核的结构。世界范围的科学家都对它进行了研究，并且相信，强迫症患者的尾状核有问题。可以把尾状核想成是一个处理中心或过滤站，它处理大脑前部产生的各种非常复杂的信息，而大脑前部很可能就是那个用来执行思考、计划和理解功能的部分。和紧挨着它的姐妹结构——壳核一块，尾状核就像是汽车里的自动传输装置那般工作着。尾状核和壳核一起被称为纹状体，从大脑非常复杂的部分接收到信息——哪些部分控制身体运动、躯体感觉以及牵扯到运动和感觉的思维和计划。它们像自动传输系统一样协调地工作，确保一桩行为顺利地过渡到另一桩。通常，当一个人决定做一个动作时，闯入性的动作和误导性的感觉会自动被过滤，想要去做的动作才得以迅捷而有效地完成。这是一个快速、顺畅的齿轮转换。

在正常的一天里，我们可以做出许多快速的行为转换，顺畅而且容易，通常也无须思考。尾状核和壳核正常地发挥功能使得这些成为可能。在强迫症中，问题看上去是出在——尾状核里的小故障破坏了顺滑且有效的过滤以及思维和行动的转换。

这个故障的后果是，大脑前部变得过分活跃，且会使用过多的能量。这就像你的车陷在了沟里。你转啊转，转动你的车轮，但没有拖车的帮忙你就没法从沟里出来。当患有强迫症时，太多的能量被消耗在大脑前部被称之为"眶额皮层"的地方。眶额皮层（内含错误监测回路）就好像是被卡在齿轮里了。这很可能就是为何强迫症会令人产生一种无法消失的"什么东西出错了"的感觉。你必须努力工作——去转动齿轮，才能把它从齿轮中拔出。你所拥有的是一本指南，而并非是一套自动传输装置。事实上，强迫症患者有一套僵硬的手动传动系统；他或她必须努力转动齿轮。这是一项艰辛的工作，因为大脑有"卡在齿轮里"的倾向。但是，虽然对一辆汽车而言，它的由金属制成的自动传输装置不能自我修复，强迫症患者却可以教会自己如何用自我指导的行为治疗来转动齿轮。这么去做的时候，他们能够在客观上修复大脑中坏损了的换挡器。现在我们知道了，你是可以改变自己大脑的生化物质的。

重新归因步骤的关键在于认识到，强迫思维可怕的侵略性和肆虐的强度是由一种疾病造成的。脑部的生化基础才是造成这些想法和冲动大举进攻的罪魁，这也是为何它们不会消失的原因。通过练习四步骤法（属于自我指导的行为疗法），你可以改变大脑的生化物质。这需要几周甚至几个月的辛勤工作。与此同时，理解大脑在强迫思维和冲动中所起的作用，将帮助你避免一件大多数患者几乎都会做的最最自我挫败和自我损害的事情：徒劳地试图去"消除"这些思想和冲动的努力。你无法令它们立即消失。但是请记住：你不需要被它们牵着鼻子走。不要被其表象所蒙蔽。不要听从它们。你已知道它们为何物。它们是一种叫作强迫症的疾病使得大脑发出的虚假信息。掌握了这一点，你就可以避免被其哄骗而付诸行动。你能做的最有效的事情———一些最终能帮助你改善大脑的事情——是学会把这些念头和感觉放在一边并开始下一桩行为。这就是我们所说的转动齿轮的意思：做另一件事。而如果你只是一味试图让它们走开，会使得压力倍增——压力只会让强迫症思维和冲动恶化。

运用重新归因的步骤也将帮助你避免去实施徒劳的想获得"对的感觉"（如一种"公平"的感觉或是完成的感觉）的仪式行为。当了解到想获得那种"对的感觉"的冲动是由大脑生化物质的不平衡造成的，你就能够学会忽视那个冲动并继续前进。记住，"这不是我，这是我的强迫症"。拒绝听从强迫冲动的教唆，或是拒绝实施强迫行为，你将真的改变自己的大脑并让那种感觉逐渐减弱。如果你对强迫冲动的表象信以为真，并按它的话采取了行动，你可能获得瞬间的解脱，但是很快地，卷土重来的强迫冲动就会变得更为来势汹汹。这也许是强迫症患者必须学习的最重要一课。这一课将帮助你避免成为"容易上当的笨蛋"，你不会再每一次都那么容易地就上了强迫症的钩。

通常可以一起使用重新确认和重新归因的步骤来帮助你更深刻地去理解，在强迫思维和冲动狠狠折磨着你的时候，到底发生了什么。你重新确认它，用其本来面目来称呼它——强迫观念或强迫冲动。用专注觉察来将对强迫症停留在表面的肤浅理解带向深入得多的层次——这些念头和冲动不过是一种病症的附带结果而已。

步骤 3：重新聚焦

重新聚焦步骤是真正做工作的地方。在开始阶段，你可以把它想成"没有痛苦，就没有收获"的步骤。心理练习就像锻炼身体一样。在重新聚焦时，你有工作要做：你必须自己转换齿轮。全神贯注、全力以赴，你将可以做到尾状核原本在正常工作时可以自动且轻而易举完成的事，这会让你知道什么时候该要转换到另一种行为上了。想想外科大夫在手术前消毒双手的例子吧：他不需要等定时器响才知道该停止擦洗双手了。一段时间后，这个行为就变得简直是自动化一般。只消一会儿，他就可以"感到"自己的手已经消毒够了。然而对强迫症患者来说，当事情做完之后，他却无法获得那种完成感。他们的自动导航坏掉了。幸运的是，通常通过练习四步骤法可以修复它。

重新聚焦的概念是，通过把注意力转移到其他事情来绕过强迫思维和冲动，哪怕只有几分钟也好。最开始，你可以选择一些特定的行为来代替强迫洗手或检查。任何建设性的、愉快的行为都可以。爱好尤其有帮助。例如，你可以决定去散步、健身、听音乐、阅读、打电脑游戏、编织或投篮球。

当那种念头袭来时，首先，你把它重新确认为强迫观念或强迫冲动，然后把它重新归因于你有强迫症这个事实——一种医学疾病。接下来，你重新聚焦注意力到你选择的另一桩行为上。在拒绝被强迫症状的表象所蒙蔽的时候，你开始了重新聚焦的步骤。告诫自己说，"我正在经历强迫症的一个症状。我需要做另外一件事。"

你必须训练自己用新的方式来应对这些观念和冲动，重新引导注意力到强迫症状以外的其他事情上。治疗的目标是，停止对强迫症状做出反应，同时意识到，在短期内，这些不适感会继续困扰你。你通过转移到其他的行为上来"绕过"它们。你学会了，即使强迫症的感觉在那儿，你实际上要去做什么却不是它所能控制的。你自己决定将要采取何种行为，而不是像机器人般对强迫念头与冲动俯首帖耳。重新聚焦让你得以恢复自我抉择的力量。那些大脑生化方面的小故障也就不再能掌控一切了。

15 分钟法则

重新聚焦并不容易。这样的说法——不需要付出巨大的努力，甚至不需要忍受痛苦，就可以对那些念头和冲动置之不理然后继续前进——是不诚实的。只有通过学习抵制强迫症的症状你才可以改变大脑，并且逐渐地减轻痛苦。为帮助你达成目标，我们设计出 15 分钟法则。其概念是，通过延迟对强迫观念或实施强迫行为的冲动做出反应的时间——最好至少 15 分钟，就在你受强迫冲动或念头的吩咐即将去实施强迫行为之时。在开始阶段，或是冲动十分强烈的时候，你可能需要设置一个较短的等候时间，比如说 5 分钟，作为你的目标。不过原则始终不变：绝不在没有延迟的情况下实施强迫行为。记住：这不是一个消极等待的时间。在这段时间内，你可以积极地完成重新确认、重新归因和重新聚焦的步骤。你应该专注地觉察到，自己正在把那些不舒服的感觉重新确认为强迫症，又将它们重新归因于大脑中的生化不平衡。这些感觉是由强迫症造成的；它们并非外表看起来的那样真实可信。它们是从大脑发出的虚假信息。

然后你必须去做其他的事——任何愉快的、建设性的行为都可以。当设定的时间过去后，再重新评估这条强迫冲动。问问自己，它的强度是否有所改变，并对所有的变化做下记录。强迫冲动的强度即便有最轻微的减弱，也会给你平添勇气去延长等待的时间。你将学会，等待的时间越长，冲动改变的幅度就越大。目标请一直锁定在 15 分钟或是更久的时间。当你坚持练习下去，相同的努力会带来强迫冲动更大幅度的衰减。所以，一般来说，你越多地练习 15 分钟法则，它就越容易做到。不久之后，你可以做到 20 分钟、30 分钟甚至更长。

你的行为才是重要的

把注意力从冲动或思维转移并重新聚焦在其他合理的行为或活动上极其重要。不要等着念头或感觉离去。不要奢望它们立刻就会消失。而且，无论如何，不要听从强迫症的吩咐，而是去从事你选择的任何富有建设性的活动。你将会体悟到，从强迫冲动发作到你打算去实施强迫行为的那一刻，如果在期间穿插一段时间延迟，会使得冲动消退和改变。更重要的是，即使冲动几乎没有改变（有时候情况如此），你也能够明白到，原来在接收到大脑发出的虚假信息时，你对于自己的反应还是有一些控制的。

运用全然知觉和不偏不倚的旁观者会令你如虎添翼，尤其是在被一股奇怪且看似无法解释的力量支配了多年之后。重新聚焦的长期目标当然是永远不再用强迫行为对强迫症思维或冲动做出反应。但是中期目标则是在实施任何强迫行为之前建立时间延迟。你在学习着不要让强迫症的感觉来决定你的行径。

有时候，强迫冲动来势过于凶猛，你不得不缴械投降，再一次地实施了强迫行为。即便如此，也没有必要痛贬自己。切记：在执行四步骤法则和改变你的行为同时，你的思维和感觉也会随之改变。如果你在延长了等待时间和尝试了重新聚焦之后，仍然屈服于症状并实施了强迫行为，你就特别地努力继续去重新确认这个行为并承认这次强迫症压倒了你。提醒自己："我不是因为手脏才洗手，而是因为我的强迫症。这个回合强迫症赢了，但是下一次我会等待更长的时间。"如此一来，即便你真的实施了一桩强迫行为，其中也包含了行为治疗的因素。意识到这点很重要：把强迫行为重新确认为强迫行为是行为治疗的一种形式，这要大大强过实施了一个强迫行为却没有在头脑中给它做出一个清晰的心理标记。

有个小诀窍可提供给那些与检查行为（检查门锁、炉灶和其他电器）正做着斗争的人们：如果你的问题，比如说是检查门锁，那么在第一次锁门时，要努力给予额外的注意和专注的觉察。这个方法可为你留下一幅很好的心理画面，以备在强迫冲动出现时用来查阅。预料到检查的冲动会在你身上发生，你应该在第一次锁门时用缓慢而蓄意的态度，做好心理标记，如"门现在锁好了。我可以看到它锁上了。"你要在头脑中形成一幅锁好门的清晰图像，那么当检查的冲动出现时，你就能够立即重新确认它说，"那是强迫念头。那是强迫症。"你把这种检查冲动的侵入性和强烈程度再次重新归因于强迫症。你会记住，"它不是我，它只是我的大脑"。

因为你第一次锁门的时候就非常细致和专注，现在，脑海中带着一幅已经预制好的锁好门的画面，你将重新聚焦并开始通过其他行为来"绕过"强迫冲动。当你对一个才冒起的念头实施了重新确认和重新归因的步骤时，当你预料到一个念头将会产生时，都可以利用这个知识来帮助自己积极地重新聚焦在另一种行为上。

记日记

记录行为疗法的日记，作为你的重新聚焦的努力终获所偿的记录。它不需要弄成花里胡哨的样子。它的意思就是让你拥有一份书面记录来提醒自己在自我指导的行为治疗中所取得的成功。日记的重要性在于，日后你可以重新查阅来看看什么行为可以最有效地帮助你重新聚焦。但是，同等重要的是当你看到成就清单变长时，它能帮助你树立信心。在与强迫冲动的交战达到白热化时，并不总是那么容易记住可以拿什么行为来重新聚焦的。在情况艰难的时候，在强迫思维或强迫冲动加剧的时候，记日记将帮助你转换齿轮，并且训练你的心智去牢记那些在过去曾帮过你的诀窍和计策。当成功的清单变长，它会激发你的灵感。

只记录你的成功，无须记录你的失败。你必须学会轻拍自己的后背以示鼓励——强迫症患者应学习多去做这样的事。务必通过有意识地认可自己对重新聚焦步骤的成功执行，就像是很漂亮地完成了一项工作一样，来给自己鼓劲加油。在行为治疗的日记本上记录下这条成功并以此来强化它，此外，也要给自己一些小的奖励，哪怕只是告诉自己说，你很棒，因为你在努力地帮助自己。许多人发现，即使是很简单的事情，如在一天中草草记下一件重新聚焦的行为，称之为"当天的游戏"，也会明显地提升他们的自尊。

步骤 4： 重新评价

前三个步骤的目的在于，运用你对强迫症本质的了解——一种由脑部生化不平衡引发的医学疾病——来帮助你认清这种感觉并非如其表面呈现的那样真实可信，从而拒绝被症状所蒙蔽，也避免了去实施强迫仪式行为，进而重新聚焦在富有建设性的行为上。你可以把重新确认和重新归因的步骤编为一组，它们共同与重新聚焦步骤联合发挥作用。这三个步骤的综合效果远远超过它们各自独立的部分。重新确认和重新归因的过程强化了在艰辛的重新聚焦步骤中的学习和体悟。结果是，你开始重新评价这些观念和冲动，在治疗之前，它们总能促使你去实施强迫行为。经过前三个步骤的充分训练后，你能够及时地赋予强迫症思维和冲动一个低得多的价值。

我们已经使用了 18 世纪哲学家亚当·斯密发展的"不偏不倚的旁观者"这一概念，来帮助你更清楚地理解自己在练习认识生物行为治疗的四步骤法时实际所取得的成就。史密斯将不偏不倚的旁观者描述为一个我们内心里一直装着的人，一个知晓我们所有的情感、状态和情境的人。一旦我们努力强化了对体内不偏不倚旁观者的洞察，就可以在任何时候召唤它来以实际地观察行动中的我们。换句话说，我们可以像事不关己的局外人或是完全冷漠的旁观者一样来见证自己的行动和感觉。正如亚当·斯密描述的，"我们假设自己是我们行为的旁观者。"他理解到，在心理上保持对不偏不倚旁观者的洞察（本质上和使用专注觉察是相通的），是一项艰苦的工作，尤其在痛苦的情境下，需要"最大限度的和殚精竭虑的努力"。他描绘的艰辛工作看起来很接近练习四步骤法所必须付出的努力。

强迫症患者必须努力管理侵入意识层面的、由生化因素引发的冲动。你必须致力于保持不偏不倚旁观者的觉醒状态——我们内在的这股观察力将赋予你阻挡病态冲动的能力，一直到它们开始消退。你必须运用强迫症状只是从大脑发出的毫无意义的信号和虚假信息的知识来帮助自己，这样你才可以重新聚焦并转换齿轮。你必须集中自己的心智，时时在心中牢记，"它不是我，它是我的强迫症。它不是我，它只是我的大脑。"尽管在短期内，你无法改变你的感觉，但是你能够改变你的行为。通过改变你的行为，你发现时间一长你的感觉也会发生改变。这场拔河赛最终还是落实到一点上：这儿由谁主宰？你还是强迫症？即使强迫症压倒了你，让你屈服并且实施了强迫行为，你也必须意识到它不过是强迫症而已，要发誓下次更努力地战斗。

对于强迫行为的治疗，在持续性地遵照 15 分钟法则、重新聚焦到别的行为上之后，通常就到了进行重新评价步骤的时候了。这个新的步骤意味着去意识到强迫感觉根本不值得你的关注，和切记一切只是强迫症——一种病而已。结果是，你不再那么地重视——越来越看轻——强迫症的感觉。对于强迫观念，你必须用更积极的重新评价来强化上述过程。两个分步骤——两个 A——帮助你在步骤 2 中去重新归因：预见和接受。在运用这两个 A 时，你在积极地重新评价着。"预见"意味着"准备"，知道那种感觉要来了，所以对它有所准备，不再被突袭吓倒。"接受"意味着不再因为你有这些不良的感觉而浪费精力痛责自己。你知道是什么原因造成的，而且你必须绕过它们。不管强迫观念的内容是什么——它是暴力的、与性有关的还是以其他几十种形式表现出来——你知道它一天可以发生几百次。你要停止让自己表现得就像是每一次都接收到了一个新的、始料不及的念头那样措手不及。拒绝让它吓倒你；拒绝让它令你陷入低谷。预见到自己特有的强迫思维让你得以在它冒出的瞬间马上识别出其面目，并立即重新确认它。同时你也积极地重新评价这个念头。当强迫思维出现时，你已准备停当了。你会知道，"那只是愚蠢的强迫观念。它毫无意义。那只是我的大脑。无须对它关注。"记住：你无法让思维走开，但是你也不需要对它关注。你可以学习去做下一个行为。不必揣度那个想法。向前进。这就是第二个 A——"接受"——接手的地方。想一想构成干扰、搅乱人心的凄厉的汽车警笛声吧。不要纠缠于它。不要说，"我什么也做不了了，除非那可恶的汽车警报关掉。"只是努力忽略它，开始着手做其他事情。

你在步骤 2 中已学习到了，可恶的强迫思维是由强迫症造成的，而且与大脑生化物质的失衡有关。在重新归因的分步骤"接受"中，你以一种非常深刻、甚至到达精神高度的方式来认识了这条事实。不要不喜欢自己；只因为大脑的失衡而批评自己的内在动机也是毫无意义的。接受这一点：强迫思维会不顾你的意愿而存在，也不是因为你产生，你可以减少反复出现的强迫观念通常会带来的可怕压力。请一直铭记在心："它不是我，它是我的强迫症。它不是我，它只是我的大脑。"不要试图让强迫症走开，这样只会自我挫败，因为在短期内它不会。最重要的是，不要左思右想，不要去幻想把可怕的强迫思维付诸行动的后果。你不会付诸行动，因为你并不真的想这么做。去除对"有这种想法的这类人"的所有负面的、贬低性的判断。对于强迫观念，15 分钟法则可缩短为 1 分钟，甚至 15 秒。没有必要在那种想法上穷思竭虑，即便它在你脑海中盘旋不去。你还是可以继续——事实上，你必须继续——到下一个念头和下一个行为。从这个角度看，重新聚焦就像是一门武功。强迫思维或冲动在非常强大的同时也是十分愚蠢的。如果你与它正面交锋，接受它的全部冲击并试图把它从脑海中驱逐出去，那么它每一次都能打败你。你必须站到一边，绕开它，然后继续后面的行动。你在学习如何在面对一个强大对手时保持警觉与镇静。这个课程远不止是克服强迫症，你通过掌控你的行动，掌控了自己的头脑和生活。

总　结

我们这些强迫症患者必须学习如何训练自己的心智不被侵入性感觉的表象所蒙骗。我们必须明了，这些感觉误导了我们。我们要逐步缓和地改变自己对那些感觉的反应，并抵制它们。我们对真相有了新的认识。如此，对真相也有了新的洞悉。我们知道了，即使是顽固、侵入性的感觉也是短暂而不能持久的，如果不对它实施强迫行为，它就会消退下去。当然，我们要一直牢记，如果我们对这些感觉屈服，它们就容易变得更强烈并彻底压倒我们。我们必须学会识别冲动到底是什么，然后抵制它。在实施行为自我治疗四步骤法的过程中，我们打下建立真正的自我掌控和自我指挥艺术的基础。通过建设性地抵制强迫症的感觉和冲动，我们提高了自尊，并体验到自由释放的感觉。我们做出有意识的、自我指导的抉择的能力得到了提升。

通过理解这个我们赋予了自己力量去迎战强迫症的过程，以及明确地肯定心理训练使我们克服了以强迫、自动的方式对侵入性思维或感受做出反应我们获得了更多的掌控感，加深了对如何赢回生活的领悟。大脑生化物质的改变是这个重获新生的过程的美好结局。在对真正的自我兴趣有了清晰的了解之后，你终会找到真实的自由。

记忆要点

强迫症认知—生化行为四步骤自我治疗法快速总结

步骤 1：重新确认

识别出侵入性的强迫观念和冲动是强迫症的结果。

步骤 2：重新归因

意识到那种观念或冲动的强烈性和侵入性是由强迫症造成的；它极有可能与大脑生化物质的失衡相关。

步骤 3：重新聚焦

通过把你的注意力聚焦在其他的事情上来绕过强迫症，至少保持几分钟：做其他事情。

步骤 4：重新评价

不要被强迫症念头所蒙蔽。它本身毫无意义。